医疗与健康运作管理丛书

丛书主编 李金林 冉 伦

TELEMEDICINE DATA ANALYSIS
AND DYNAMIC SCHEDULING

远程医疗数据分析与动态调度

谌文佳 著

北京理工大学出版社
BEIJING INSTITUTE OF TECHNOLOGY PRESS

版权专有　侵权必究

图书在版编目（CIP）数据

远程医疗数据分析与动态调度 / 谌文佳著. -- 北京：北京理工大学出版社, 2025.1.
ISBN 978-7-5763-4643-5

Ⅰ. R-058

中国国家版本馆 CIP 数据核字第 20254MH452 号

责任编辑：申玉琴　　　**文案编辑**：申玉琴
责任校对：周瑞红　　　**责任印制**：李志强

出版发行 / 北京理工大学出版社有限责任公司
社　　址 / 北京市丰台区四合庄路 6 号
邮　　编 / 100070
电　　话 / (010) 68944439（学术售后服务热线）
网　　址 / http://www.bitpress.com.cn

版 印 次 / 2025 年 1 月第 1 版第 1 次印刷
印　　刷 / 三河市华骏印务包装有限公司
开　　本 / 710 mm × 1000 mm　1/16
印　　张 / 11.25
彩　　插 / 1
字　　数 / 168 千字
定　　价 / 82.00 元

图书出现印装质量问题，请拨打售后服务热线，负责调换

前 言

信息技术的发展促使多个行业产生了新的服务模式，医疗领域也不例外。远程医疗作为一种新兴的医疗服务模式，集成了现代医学、计算机技术和通信技术，已在医疗卫生行业得到了较多的应用。为了充分利用信息化手段，促进优质医疗资源纵向流动，我国多个省区已经建立了不同规模的远程医疗信息系统并不断推动服务体系的完善。本书正是在这样的背景下应运而生，旨在为读者初步认识和了解远程医疗服务提供参考。

远程医疗通过远程会诊、远程教育、远程健康管理、远程信息服务等多种方式的结合，有效地提升了卫生服务水平。鉴于目前我国的远程医疗服务以远程会诊为主，因此本书在揭示远程医疗运营管理特点和面临的主要问题的基础上，针对远程会诊开展了数据分析与调度优化两方面的分析和研究，给出了部分问题的应对建议和解决方案。本书首先介绍了我国远程医疗的特点及其运营管理问题，并对国内外相关研究现状进行了整理和分析。其次，本书在第2、第3章进行了两方面的远程会诊数据分析，即远程会诊需求分类与服务质量和效率分析、基于需求类型和间歇性特征的远程会诊需求预测。再次，本书进行了远程会诊动态调度的研究，分别为需求间歇性驱动的单科室远程会诊动态调度、考虑会诊室分配的两级多科室远程会诊动态调度和有限会诊室资源下两级多科室远程会诊动态调度。最后，结束语部分总结了本书的主要内容并对未来可研究的问题进行了阐述。

本书在撰写过程中参考了多个研究领域的文献资料，并基于实地调研结果和可获得的实际数据进行了分析和研究，具有良好的实际背景。本书根据远程会诊实际的需求数据特征和调度问题特点构建了对应的需求分类、需求预测和服务动态调度模型，在模型和算法上进行了创新，具有较好的理论价值，能为远程会诊运营管理水平的提升提供理论依据和方法工具。

本书在撰写过程中得到了很多人的支持和鼓励。在此，我要特别感谢我的导师李金林教授、我的爱人张有德、我的家人以及所有给予我帮助的朋友和同事。同时，我也要向那些在运营管理领域做出杰出贡献的学者和专家致以崇高的敬意，他们的研究成果为本书提供了重要的参考和借鉴。

由于作者自身水平有限，书中难免存在疏漏之处，敬请各位读者指正。

最后，希望本书能够为读者提供有价值的信息和启发，帮助他们更深入地理解和认识远程医疗，能够更好地应对远程医疗运营管理或其他领域运营管理问题中存在的问题。

谌文佳
2024 年 9 月

目 录

第1章 远程医疗及其运营管理问题 ········· 1

1.1 背景介绍 ········· 1
1.2 我国远程医疗的特点 ········· 2
1.3 远程医疗运营管理问题分析 ········· 4
1.4 国内外研究现状 ········· 6
  1.4.1 远程医疗运营管理问题研究综述 ········· 6
  1.4.2 医疗运营管理中需求分类问题研究综述 ········· 10
  1.4.3 医疗运营管理中需求预测问题研究综述 ········· 12
  1.4.4 医疗运营管理中调度问题研究综述 ········· 15
1.5 研究现状评述 ········· 20

第2章 远程会诊需求分类与服务质量和效率分析 ········· 23

2.1 问题背景 ········· 23
2.2 方法模型 ········· 26
  2.2.1 层次聚类 ········· 26
  2.2.2 模型构建 ········· 27
2.3 数值实验 ········· 29
  2.3.1 数据集 ········· 29
  2.3.2 实验设计 ········· 31
  2.3.3 实验分析结果 ········· 33
2.4 本章小结 ········· 44

第3章 基于需求类型和间歇性特征的远程会诊需求预测 …… 46

3.1 问题背景 …… 46
3.2 方法模型 …… 47
3.3 数值实验 …… 49
3.3.1 数据集 …… 49
3.3.2 实验设计 …… 51
3.3.3 实验分析结果 …… 53
3.4 本章小结 …… 60

第4章 需求间歇性驱动的单科室远程会诊动态调度 …… 62

4.1 问题背景 …… 62
4.2 问题描述 …… 66
4.3 模型构建 …… 67
4.3.1 数据驱动的单科室远程会诊调度模型 …… 67
4.3.2 单科室远程会诊动态调度MDP模型 …… 71
4.4 模型求解 …… 74
4.4.1 价值迭代算法 …… 74
4.4.2 深度强化学习算法 …… 76
4.5 数值实验 …… 78
4.5.1 数据集 …… 79
4.5.2 实验设计 …… 79
4.5.3 实验分析结果 …… 81
4.6 本章小结 …… 98

第5章 考虑会诊室分配的两级多科室远程会诊动态调度 …… 99

5.1 问题背景 …… 99
5.2 问题描述 …… 100
5.3 模型构建 …… 101
5.3.1 第一级各科室远程会诊调度模型 …… 102
5.3.2 第二级多科室会诊室分配模型 …… 103

5.4 模型求解·· 106
　5.4.1 预训练深度强化学习模型······································ 107
　5.4.2 深度强化学习模型与整数规划模型的交互················· 108
　5.4.3 间隔约束预排序机制·· 109
　5.4.4 基于需求类型的科室预组合机制······························· 111
5.5 数值实验·· 111
　5.5.1 数据集··· 111
　5.5.2 实验设计··· 112
　5.5.3 实验分析结果··· 113
5.6 本章小结·· 132

第6章 有限会诊室资源下两级多科室远程会诊动态调度 ··· 133

6.1 问题背景·· 133
6.2 问题描述·· 134
6.3 模型构建·· 135
6.4 模型求解·· 136
6.5 数值实验·· 139
　6.5.1 数据集··· 139
　6.5.2 实验设计··· 139
　6.5.3 实验分析结果··· 140
6.6 本章小结·· 147

结束语 ··· 149

参考文献 ··· 153

第1章 远程医疗及其运营管理问题

1.1 背景介绍

我国医疗资源存在分布不均衡的问题。以近几年中国统计年鉴中每千人口拥有的卫生技术人员数量为例,城市地区比农村地区拥有更多的医疗资源,如表1.1所示。医疗资源分布不均会导致医疗服务出现供需不平衡的现象,降低医疗服务质量和效率。

表1.1 每千人口卫生技术人员拥有量 人

年份	卫生技术人员			执业(助理)医师			注册护士		
	合计	城市	农村	合计	城市	农村	合计	城市	农村
2016	6.12	10.42	4.08	2.31	3.79	1.61	2.54	4.75	1.50
2017	6.47	10.87	4.28	2.44	3.97	1.68	2.74	5.01	1.62
2018	6.83	10.91	4.63	2.59	4.01	1.82	2.94	5.08	1.80
2019	7.26	11.10	4.96	2.77	4.10	1.96	3.18	5.22	1.99
2020	7.57	11.46	5.18	2.90	4.25	2.06	3.34	5.40	2.10
2021	7.97	9.87	6.27	3.04	3.73	2.42	3.56	4.58	2.64
2022	8.27	10.20	6.55	3.15	3.84	2.53	3.71	4.74	2.79

数据来源:《中国统计年鉴2023》(https://www.stats.gov.cn/sj/ndsj/2023/indexch.htm)

为缓解医疗服务供需不平衡的问题,先进通信技术已被用于增加医疗供给侧的服务能力,"互联网+医疗"模式应运而生。在众多"互联网+

医疗"模式中，远程医疗受到了广泛关注。为推进远程医疗的发展，我国政府和有关部门先后出台了多个重要政策意见。2009年《中共中央国务院关于深化医药卫生体制改革的意见》明确提出要积极发展面向农村及边远地区的远程医疗服务。2015年《国务院关于积极推进"互联网+"行动的指导意见》指出要引导医疗机构面向中小城市和农村地区开展基层检查、上级诊断等远程医疗服务。随后，政府和有关部门还陆续出台了《国务院办公厅关于促进"互联网+医疗健康"发展的意见》《关于深入开展"互联网+医疗健康"便民惠民活动的通知》《远程医疗服务管理规范（试行）》等多个政策文件，对构建远程医疗服务体系做了系统性指导。2019年《政府工作报告》着重强调了要加快建立远程医疗服务体系。国务院《深化医药卫生体制改革2022年重点工作任务》中明确提出"推进远程医疗服务覆盖全国95%的区县，并逐步向基层延伸"。

远程医疗利用先进的通信技术跨越时空障碍，为患者提供远距离的医疗健康服务，实现了优质医疗资源的共享，提升了基层医疗机构的服务水平。远程医疗在降低患者的就医成本、减少患者预约等待时间、提升患者满意度等方面发挥了重要作用。经过多年的发展，远程医疗已得到了广泛的应用，如家庭护理、远程监护、慢病管理、急诊治疗、临床诊断等方面。

1.2 我国远程医疗的特点

作为远程医疗的重要模式之一，远程会诊是我国目前主要使用的远程医疗服务。通常，远程会诊是两个或多个地理上分开的医疗机构之间或医疗机构与患者之间的远程会议，用于诊断或治疗不同类型的疾病。在我国国家远程医疗中心，远程会诊是基层医院医生在征得病人同意后，请三甲医院专家医生帮助诊断或治疗疾病的一项服务。在服务过程中，病人不直接参与会诊讨论，因此，从服务模式上看，我国的远程会诊是一项"B2B"的医疗服务。

我国远程会诊存在多类型、多环节、多主体、流动性等特点，从会诊申请到会诊安排的具体流程如图1.1所示。由于存在多种疾病的诊断和治疗需求，多个临床科室的基层医生提交远程会诊申请，发起远程会诊需

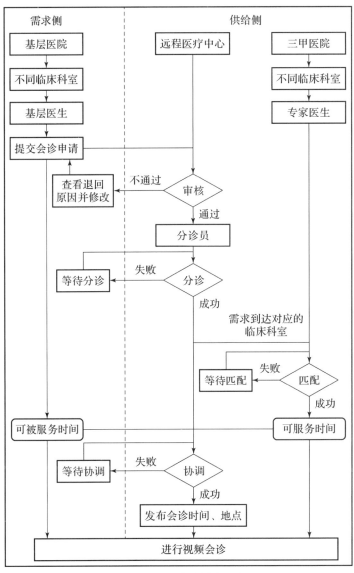

图 1.1 远程会诊服务流程

求；并由三甲医院多个临床科室的专家医生提供远程会诊服务。不同临床科室提供了不同疾病的远程会诊服务。远程会诊整个服务流程涉及提交会诊申请、审核会诊申请、将申请分诊到各临床科室、匹配专家医生、协调会诊服务的时间和地点、进行会诊服务等主要环节。不同环节的参与主体和服务资源存在差异。远程会诊中涉及的主体包括需求侧基层医院的医生和病人、供给侧远程医疗中心和三甲医院的专家医生，涉及的服务资源主要包括分诊员、专家医生和会诊室。其中，基层医院的病人是远程会诊最终的服务对象，但不直接参与远程会诊，因此图 1.1 所示的流程未纳入基层医院的病人。与门诊服务相比，远程会诊具有相似的服务时长，但远程会诊目前需求量较小、需求到达间隔较大，远程会诊需求呈现明显的间歇性特征。由于需求的间歇性，所以不同于门诊服务的坐班制，远程会诊还具有流动性，即专家医生根据会诊需求中断临床科室实地医疗服务，前往远程医疗中心会诊室提供远程会诊服务。实地医疗服务是专家医生在三甲医院临床科室提供的医疗服务，是专家医生的主要工作。鉴于远程会诊需求的间歇性和服务的流动性，远程会诊有着不确定的服务开始时间和不固定的服务地点（会诊室）。

1.3 远程医疗运营管理问题分析

随着远程会诊的推广，有限资源与日益增长需求之间的矛盾是限制远程会诊进一步发展的关键问题之一。为推进远程会诊高质量发展，远程医疗中心可构建良好的运营管理体系以保证较高的服务质量和效率。良好的运营管理体系考虑了需求分类、需求预测、资源调度等重要问题。然而现有文献缺乏有关远程会诊运营管理问题的研究成果。为促进远程会诊运营管理体系的建设，基于服务特点并结合实际数据的分析进行远程会诊运营管理问题的研究至关重要。为此，本书针对远程会诊多类型、多环节、多主体、流动性等特点从运营管理的角度进行了如下分析。

远程会诊由三甲医院的多个临床科室提供，不同临床科室有着不同的远程会诊需求到达间隔和规模大小，即不同类型疾病的远程会诊需求特征存在差异。考虑需求到达间隔和规模大小的差异，不同临床科室应构建合适的需求预测模型并制定具有针对性的服务管理措施和改进目标，以提高远程会诊服务管理能力。例如，对于会诊需求到达间隔较小、规模较大的科室，应构建适用于低间歇性需求的预测模型，并根据未来需求到达情况安排会诊服务。仅考虑当前的需求情况会造成专家医生多次提供会诊服务、过多地往返科室和远程医疗中心，进而造成专家医生资源的低效使用，不利于服务效率的提升和服务成本的降低。对于需求到达间隔较大的科室，应构建适用于高间歇性需求的预测模型，并尽快安排会诊服务以降低需求等待时间，提高需求侧基层医生和基层病人的满意度，提升服务质量。

多环节的远程会诊需要多个服务资源，远程会诊涉及的服务资源主要包括分诊员、专家医生和会诊室。资源的合理配置和服务的合理调度不仅可以优化资源的使用，还可以降低需求等待时间和加班风险，避免专家医生服务次数过多，从而提升远程会诊的服务质量和效率。为此，准确的需求预测能够通过减少供需不平衡情况的发生，辅助实现资源的合理配置和服务的优化调度。

远程会诊服务开始时间需要三方协调：基层医生的可被服务时间、专家医生的可服务时间和会诊室的可用时间。对于远程会诊，基层医生的可被服务时间和专家医生的可服务时间需要考虑医院实地的工作情况来进行决策；会诊室的可用时间取决于远程会诊的需求量和会诊室的数量。受限于三方时间的可用性，一次远程会诊的服务开始时间存在不确定性。同时受不确定服务时长的影响，一次远程会诊的服务结束时间也存在不确定性。鉴于不确定的服务开始时间，远程会诊的调度问题应该考虑控制需求的等待时间、专家医生的服务次数和加班风险，以避免过长的远程会诊需求等待时间、过多的实地服务中断次数和较大的远程会诊加班风险，同时保证实地和远程的医疗服务质量。间歇性需求下的多次服务对应了较长的时间段，因此远程会诊应构建考虑需求侧和供给侧长期服务质量和效率的动态调度模型，以获得多个优化的服务开始时间。

作为远程会诊的服务地点，远程医疗中心的会诊室配备了满足服务要求的通信设备和管理人员。因为服务具有流动性，会诊室的使用并不划分具体对应的临床科室，由远程医疗中心为有服务需求的临床科室分配会诊室，因此远程会诊的服务地点是不固定的。根据服务流程，临床科室专家医生的可服务时间决定后，远程医疗中心才会协调三方时间进行会诊室分配，即确定服务地点，则可以先进行专家医生可服务时间的决策优化，然后再协调服务开始时间、安排服务地点。

根据以上远程会诊特点的分析以及目前可获得的数据，本书提炼出以下三个重要的可研究的远程会诊运营管理问题，旨在通过解决这些问题提升远程会诊的服务质量和效率，提高远程会诊的运营管理水平。

（1）考虑不同临床科室的远程会诊需求有着不同的到达间隔和规模大小，对需求进行分类不仅可以增强服务管理的针对性，还对需求预测方法的选择和服务调度模型的构建和求解具有重要影响，有助于服务管理能力的提升。因此，基于多个需求特征构建分类模型、识别临床科室远程会诊需求特征差异、获得有效的远程会诊需求分类结果，是远程医疗中心待解决的重要运营管理问题。

（2）准确的需求预测结果能为资源的合理配置和服务的调度优化提供决策依据，减少供需不平衡情况的发生，有利于服务质量和效率的提升。因此，基于远程会诊需求类型和间歇性特征选择合适的预测方法和模型结构构建需求预测模型、获得准确的临床科室远程会诊需求预测结果，是远程医疗中心待解决的重要运营管理问题。

（3）优化远程会诊的服务开始时间和服务地点不仅能够减少需求的等待时间，提高需求侧基层医生和患者的满意度，提高服务质量，还能减少专家医生的服务次数、会诊室的使用量和加班风险，提高供给侧资源的利用效率，提高服务效率。为此，根据需求特征和调度问题特点构建远程会诊调度模型并有效求解，获得优化的远程会诊服务开始时间和地点，是远程医疗中心待解决的重要运营管理问题。

1.4 国内外研究现状

根据上述远程会诊运营管理问题，本节整理了国内外相关的研究现状，具体包括：远程医疗的运营管理问题研究现状，医疗运营管理中的需求分类、需求预测和调度问题研究现状。

1.4.1 远程医疗运营管理问题研究综述

使用先进的通信技术，远程医疗克服时空障碍提供了远距离、高效的医疗服务，成为重要且备受关注的新型医疗服务模式。远程医疗通常可以分为三种模式：远程会诊、远程监控和远程培训。其中，远程会诊是两个或多个地理位置相隔的医疗服务提供者之间或医疗服务提供者与病人之间有关疾病诊断或治疗的远程会议。在我国国家远程医疗中心，现阶段的远程会诊是基层医院医生在征求患者同意后请三甲医院医生进行视频会诊、帮助诊断或治疗疑难杂症的服务。通过这种远程的方式，远程会诊可以将优质医疗资源下沉到医疗欠发达地区，缓解我国优质医疗资源短缺和分布不均的问题。此外，远程会诊还能在传染性疾病的治疗上发挥重要作用，例如在2020年与COVID-19的战斗中，因为便利性和远距离服务模式，远程会诊在防止疾病传染的条件下给患者肺康复训练治疗带来了积极效果。不限于COVID-19，以远程会诊为代表的远程医疗将在传染病防控等方面发挥更大作用。

由于能提供优质医疗资源的高效服务，远程医疗正逐渐成为医疗健康领域研究的热点。但是，目前针对远程医疗的相关研究大多集中在远程医疗的使用介绍、可行性分析、系统平台搭建等方面，缺乏有关远程医疗的运营管理研究，特别是基于实际数据的运营管理研究。现有文献关于远程医疗运营管理的研究主要包括：收费方式的设置、价格和容量决策的优化、供需双方的匹配和服务资源的配置、预约挂号模式的构建、预约调度、需求量分析与预测、患者病情预测、医疗服务提供者的需求调查、远程病人偏好分析，等等。

（1）远程医疗价格容量和供需匹配研究。

在远程医疗运营管理中，价格容量和供需匹配决策优化是促进远程医疗可持续发展的重要保障，主要的研究方法包括博弈论和马尔可夫决策过程。比如，Wang等采用混合双寡头博弈的方法，研究了一个由非营利性综合医院（GH）和营利性远程医疗公司（TF）组成的远程医疗服务系统中，二者的最优的价格和容量决策以及二者之间的相互作用。结果表明，GH和TF之间的影响是单边的，TF的服务价格和容量决策不会影响GH的容量决策。为研究在远程医疗分诊系统中权衡管理速度与质量，Saghafian等提出了一种基于贝塔分布的智能体知识模型，并将该模型嵌入到部分可观察的马尔可夫决策过程，以优化病人分诊决策。数值分析结果表明，分诊时，除考虑病人的身体状况外，还应考虑分诊环境和治疗条件，提高远程医疗供需匹配质量。为优化远程会诊的供需匹配，合理配置有限医疗资源并满足需求方的个性化需求，路薇等考虑基层医生的干预，进行了远程会诊的服务匹配研究，提出一种在混合决策背景下考虑第三方偏好的匹配方法，研究结果可为远程医疗的多主体有效合作提供决策支持。为考虑不确定性对远程会诊分配问题进行研究，Ji 等利用鲁棒优化的方法构建模型，并在模型中考虑了三种不同的不确定性来源，即不确定的服务持续时间、患者和远程医疗医生的爽约行为。研究结果分别分析了三种不确定性存在时，超参数如何在成本管理和所服务患者的覆盖水平之间取得平衡，且与两阶段随机规划模型相比，所构建模型在最坏情况下对冲三种不确定性风险时需要的信息量更少。

（2）远程医疗资源配置和预约调度研究。

为提升资源使用效率、提高服务质量，远程医疗资源配置和预约调度问题已通过仿真、马尔可夫决策、随机规划等理论方法进行了研究。比如，考虑到复杂的远程会诊过程很难用数学方法描述，Qiao 等利用核密度估计病人到达率，并构建了远程会诊排队仿真模型。仿真结果表明国家远程医疗中心可以通过配置合适数量的服务资源来降低运营成本和病人的等待成本。在远程医疗预约调度研究中，董天舒和张梅奎通过借鉴医院门诊所采用的预约挂号方式，结合远程会诊与服务平台结合紧密的特点，建立了远程会诊预约挂号新模式，缓解了会诊申请量大与医疗资源协调难之间的矛盾，更加适应医患需求。Erdogan 等基于实际数据的统计分析，通过两阶段随机方法建立病人进行远程膀胱检查的队列模型，并通过优化病人数量和病人类型组合降低了病人等待时间和医生加班风险。在关于远程会诊调度策略比较的研究中，Qiao 等在专家医生可用时间的约束下，以最大化分配到特定时间段医生的数量为目标，利用仿真模拟的方法比较了目前远程中心使用的静态调度策略和提出的主动调度策略的性能。研究结果表明，所提出的主动策略性能优于静态调度策略。在远程会诊预约调度研究中，乔岩等考虑随机服务时长和专家医生到达不守时的情况，利用随机规划构建了远程会诊预约调度模型。研究结果表明，在不同的病人数量、各项成本系数下，远程医学中心工作人员应根据实际情况合理地选择调度方案。

（3）远程医疗中有关预测的研究。

为提升远程医疗的服务能力，多个研究通过构建预测模型以应对远程医疗的需求变化，辅助远程医疗中疾病的监测或诊断。比如，Lopez 等通过文本向量表示和机器学习算法的不同组合，评估了远程会诊消息对实地就诊的预测潜力。研究结果表明，基于文本分析的预测模型能够提供更准确的实地就诊预测结果，能提供更有用的决策支持信息，以应对远程医疗需求转向实地需求的变化。远程会诊需求经快速增长后趋于平稳，马倩倩等通过差分整合移动平均自回归模型（ARIMA）预测了远程会诊服务的月度需求。结果表明，ARIMA（0，1，1）模型为远程会诊量最优模型，模型拟合效果良好，月度需求预测可为医院远程医疗发展的资源配置和长效发展决策提供可靠依据。对于远程的健康监测，Kwong 等利用神经网络预测收缩压值（准确性大于 90%）以实现异常血压的早期预警，提升了远程医疗对疾病的监测能力。对于疾病的远程诊断，Chakraborty 等使用线性判别分析对组织类型进行分类，并提出基于远程医疗的慢性伤口组织预测模型，以辅助医生远程诊断慢性伤口的服务水平。

（4）远程医疗接受度的影响因素研究。

为促进远程医疗的推广，学者们研究了影响供给侧服务供给和需求侧接受远程医疗服务的影响因素。从供给侧的角度出发，Maarop 和 Win 通过定性和定量研究探讨了服务需求和技术感知对接受远程会诊的潜在影响。研究结果表明，有必要将远程会诊作为一种工具，向资源有限的地区和情况危急的病人提供医疗健康服务，并且远程会诊的接受程度与服务需求显著相关，不仅仅受到技术感知的影响。Park 等探讨了糖尿病患者对远程医疗服务属性的看法和偏好，并评估了患者对特定服务类型的付费意愿。研究发现，价格是影响患者使用远程糖尿病管理的最重要属性，其次是整体的服务范围、移动电话是否能提供服务和大型综合性医院提供服务的水平。为评估患者接受远程会诊的程度，为远程会诊定义理想的患者画像，Escobar-Curbelo 等通过非概率性、随机地抽样研究，采用非受控选择过程，对普通人群中的医疗健康需求用户进行了问卷调查。结果显示，在调查的 400 例患者中，73.8% 支持进行远程会诊；与远程会诊接受程度相关的变量是：以前是否接受过互联网医疗服务和是否愿意承担远程会诊的服务成本。

现有的远程医疗运营管理研究涵盖了运营管理的多个方面，但仍有可深入研究的空间。对于远程会诊运营管理，现有研究已经进行了月度需求预测、资源配置、专家医生分配、预约调度等方面的研究，并取得了较好的研究成果。但是为应对需求的变化，提升资源的利用效率，各科室短期需求预测效果更为明显，因此应进行远程会诊的短期需求预测研究。对于远程会诊的资源配置或者预约调度问题，现有研究基于合并的科室划分情况构建了模型，与实际的服务运营管理存在出入。合并的五大医学部的科室划分情况比较宏观，不利于精细化管理工作，应构建基于实际科室设置情况的资源配置或预约调度模型，并考虑充分利用实际数据进行模型求解。

1.4.2 医疗运营管理中需求分类问题研究综述

面对需求的多样性，提高服务管理能力的有效方法是对需求进行合理分类，并基于各类别需求的特征制定差异化的服务策略。在已有的研究中，针对医疗服务需求的分类主要是基于疾病类型、患者特征和服务类型，比如内科和外科、首诊和复诊、门诊和急诊等。为对社区慢性病患者进行分类管理，改善社区慢性病患者预后并提高其生活质量，冯荣芳等比较了国内外社区慢性病患者护理需求的分类工具。结果显示，国外社区慢性病患者护理需求分类工具发展较为成熟和完善，而我国相关工具较少且处于初始阶段。未来可在借鉴国外分类工具的基础上，发展适合我国国情的护理需求分类工具，为我国慢性病管理提供参考。为对老年居家医疗护理服务需求进行分级，李航和刘素珍比较了国内外常用的需求等级评估工具，结果发现国内相关评估工具存在未涉及具体的居家医疗护理服务内容的问题，建议根据国内基层医疗卫生特点，精选和量化居家医疗护理服务需求评估指标，构建能确实反映老年慢性病患者居家医疗护理服务需求等级的评估工具，并利用信息技术实现需求等级的动态监测。为提升医疗健康服务供应链的需求管理，Govindan 等开发了一个基于医生知识和模糊推理系统的决策支持系统。该系统首先根据免疫系统的风险水平以及年龄和既往疾病两个指标对社区居民进行分类，并要求不同类别居民遵守对应的健康守则。实证结果证明所提出的方法在医疗健康需求管理问题上的有效性。

上述医疗需求分类的依据主要是定性的特征，而不是考虑数量的变化。基于数量变化的需求分类主要应用于库存领域。具体而言，基于数量变化的需求分类结果可以用于改进库存策略、需求预测结果和生产策略。

该类需求分类方法包括传统方法和基于机器学习的方法。尽管领域不同，但是可以借鉴库存领域的需求分类方法来分析医疗需求的数量变化特征。下面对库存领域的需求分类方法进行回顾。

（1）传统的需求分类方法。

传统的需求分类方法包括ABC分析法和阈值分类方法。ABC分析法是最古老和最著名的分类方法之一。ABC分析法的目的是通过关注销售额更多的少数产品（即A类产品）来相对较多地降低库存成本，这很大程度建立在帕累托理论的基础之上。然而，也有学者认为应该通过对少量的C产品进行适当的库存处理来实现降低成本的目的。需求分类的阈值分类方法以Syntetos等建立的四分类方法为代表。此类方法通常计算分析分类指标的阈值以对需求进行分类，如利用需求大小变化和需求间隔两个指标将需求分为不稳定的、块状的、平滑的、缓慢的四类。除需求数量和需求间隔以外，其他一些指标也用于库存管理的分类。例如，Boylan等利用最近13个周期中零需求周期数分析了需求的间歇性大小。这些需求分类的基本技术已经被广泛使用，并已在常用的软件工具中得到实现，如SAP的ERP和APS软件，使生产人员更易于根据其产品的需求特征做出生产和库存决策。

（2）基于机器学习的需求分类方法。

为根据任务场景获得更灵活的需求分类结果，机器学习方法已用于构建需求分类模型。比如，Partovi和Anandarajan提出了一种基于人工神经网络（ANN）的药品库存单元ABC分类方法。该方法中，神经网络采用了两种学习方式，即反向传播（BP）和遗传算法（GA）。在与多重判别分析（MDA）的比较实验中，实验结果表明基于神经网络模型的预测精度均高于MDA模型。Huiskonen基于聚类算法构建了根据C产品对业务的重要性、对应客户服务效果进行需求分类的方法，实证分析的结果表明，C产品可被分为服务产品（具有本地可用性策略）、慢响应产品（集中库存策略）和非重要产品（可能被丢弃的产品）。Moon等构建了一种基于逻辑回归的需求分类模型，获得的需求分类结果可减少需求预测误差和库存成本。

如果将需求序列看作一般的时间序列，则时间序列分类方法都可以用于需求分类。通常情况下，一个新领域的需求分类是无监督学习问题，因此时间序列聚类方法更适用于获得一个新领域的需求分类结果。Aghabozorgi等总结了时间序列聚类的主要方法和方法组成，并分析了

2005—2015 年间时间序列聚类方法在效率、质量和复杂度方面的改进趋势。时间序列聚类可以分为整个时间序列聚类、子序列聚类和时间点聚类。整个时间序列聚类被认为是对一组单个时间序列的相似性进行聚类。子序列聚类实质上是在单个时间序列上进行的，Keogh 和 Lin 表示这种聚类是没有意义的。时间点聚类是聚类的另一种类型，它结合时间点的时间邻近性和对应值的相似度对时间点进行聚类。这种方法类似于时间序列分割，但与分割不同的是，它不需要将所有的点都分配到聚类中，即部分点被认为是噪声。现有研究一般关注的是整个时间序列聚类。多种技术已被用于整个时间序列数据的聚类，常用的方法包括基于模型的方法、基于特征的方法、基于形状的方法和多步混合方法。随着数据可获得性的增加和数据处理能力的提高，深度学习也已用于时间序列的分类，在人类活动识别等大型数据集上表现出优异的分类性能。

现有基于数量变化的需求分类研究重点关注库存领域，利用传统的和基于机器学习的需求分类方法对产品进行了分类，并通过对不同需求类型产品使用差异化的库存策略降低了库存成本。对于远程会诊，不同疾病的会诊服务由不同的临床科室提供。不同临床科室的远程会诊需求到达间隔和规模大小存在差异，对应不同的需求特征。借鉴库存领域通过需求分类提升运营管理水平的成功经验，远程会诊也可通过需求分类进行差异化的服务管理。

1.4.3　医疗运营管理中需求预测问题研究综述

需求预测可看作运营管理的基础问题，准确的预测结果会极大地便利后续的决策优化问题，因此，需求预测已用于不同领域以提高运营管理水平，如能源、旅游业、供应链、交通和医疗健康等领域。

在医疗运营管理中，需求预测被认为是控制成本的关键措施之一。由于资源的有限性和医院预算的压力，医院管理的高效率在一定程度上取决于物质资源的合理配置和医护人员的合理配备。预测到医院就诊的病人数量可以帮助分配医院有限的人力和物力资源，减少供需不平衡情况的发生。目前，由于对医院资源配置的巨大帮助，需求预测越来越受到重视，并在医院管理中取得了重要的地位。准确的需求预测有助于医院管理效率的提升。虽然目前缺乏远程会诊的需求预测研究，但是传统医疗的需求预测已经取得较为丰富的成果。

（1）传统医疗服务需求预测。

传统医疗服务需求预测主要包括门诊需求预测、急诊需求预测和医院总需求预测。

①门诊需求预测。

作为需求量较大的医疗服务，门诊就诊人数的准确预测可以提高医院门诊服务水平。常见的门诊需求预测方法包括模糊预测方法和混合预测方法。Cheng 等提出了一种基于加权过渡矩阵的模糊门诊病人数量预测方法，并提出了两种新的预测方法：期望法和等级选择法。实验结果证明了所提出的方法错误率相对较低，在面对未来需求不断变化的趋势时性能更加稳定，可以克服以往研究在构建预测规则时对信息处理不足的缺点。Hadavandi 等提出了一种混合人工智能模型，并开发了一种基于 Mamdani 型模糊规则的系统，以达到较高准确度的门诊需求预测结果。实证结果表明，该方法与文献中其他相关研究相比，具有较高的准确度，可以作为一种适合的门诊量预测工具。为了提高门诊需求预测的准确性，Yu 等提出了一种基于小波分解（WD）和人工神经网络（ANN）耦合的混合预测方法，实证结果表明所提出的模型能获得优于其他常用预测方法的门诊需求预测结果。

②急诊需求预测。

急诊人满为患是威胁公共健康、延误急诊病人救治的一个重要问题。为缓解该问题，设计避免过度拥挤的服务策略，急诊需求预测已通过多种预测方法构建了模型，主要包括传统时间序列技术和神经网络方法。Wargon 等对 2009 年之前的急诊病人预测研究进行了回顾。在回顾的 9 项研究中，用于预测急诊病人数量的模型多为基于日历变量的线性回归模型或时间序列模型。部分研究结果表明添加气象数据无法改善模型预测性能。Kadri 等的研究表明 ARIMA 可以在短期内用于急诊需求的预测。对于月度急诊需求的预测，Aboagye – sarfo 等发现与 ARIMA 和 Winters 的方法相比，多元 ARIMA 模型提供了更准确的预测结果。Afilal 等为了改善急诊需求预测效果，在进行长期和短期急诊病人流量预测之前对病人进行了分类。针对急诊病人的到达受多个因素的影响，Xu 等提出了一种三阶段的方法，从理论上强调了数据驱动变量选择在复杂系统建模中的重要性，并尝试将神经网络应用于构建急诊病人到达的预测模型。实证结果证明了三阶段方法的先进性，提高了对急诊病人数量的预测性能。

③医院总需求预测。

有关医院总需求预测研究的文献数量少于门诊和急诊科需求预测研究的文献数量，主要使用的预测方法包括灰色预测方法、Holt-Winters方法和ARIMA等传统时间序列预测方法。ZoY和Cebi将灰色模型GM（1,1）和TFGM（1,1）应用于医疗健康领域需求预测，并比较模型的预测准确性。利用长达九个月的医院需求数据作为样本数据，实证结果发现，TFGM（1,1）的预测结果优于GM（1,1）和Holt-Winters，表明TFGM（1,1）预测方法在医疗健康需求预测领域具有较大的应用潜力。Ordu等开发了一个预测模型框架，用于了解未来预计有多少病人会使用医疗服务，实证结果发现，基于季节和趋势分解并使用损失函数的预测方法优于ARIMA和指数平滑法等传统时间序列预测方法。

（2）间歇性需求预测。

远程会诊需求呈现间歇性特征，应考虑需求间歇性程度筛选和构建预测模型。间歇性需求指的是存在多个零需求时期的需求序列。与传统需求一样，间歇性需求在需求规模大小上存在变化；但不同的是，间歇性需求在需求发生的时间，即非零需求间隔上也存在变化。因为间歇性需求存在多个零需求时期且非零需求间隔存在变化，所以间歇性需求预测比其他一些时间序列预测更具挑战性。间歇性需求预测方法可分为传统预测方法和机器学习预测方法。传统间歇性需求预测方法包括Croston方法，以及由Croston衍生出来的SBA（Syntetos and Boylan Approximation）方法和TSB（Teunter，Syntetos and Babai）方法。这些衍生方法已被证明能在间歇性需求预测任务上取得领先的预测性能。

为提升预测性能，学者们将机器学习方法应用于间歇性需求预测任务，试图改进传统预测方法获得的常量值结果。比如，Kourentzes提出一种神经网络（NN）方法来预测间歇性需求，由于神经网络允许在非零需求和需求间隔之间建模交互，且神经网络能够输出动态的预测结果，从而获得了优于常量Croston预测方法的预测结果。Nikolopoulos等在少量数据、短时间序列的情况下应用最近邻方法实现了供应链管理中间歇性需求的预测，提升了库存管理水平。Lolli 等尝试将极限学习机用于间歇性需求预测，并结合不同的输入组成和结构通过与间歇性需求标准预测方法的比较，为间歇性需求预测的实践者提供了一些见解，以提高神经网络在现实间歇性需求预测问题中实施的潜力。Babai 等提出了新的神经网络（NN）方法来预测间歇需求，并将其与文献中提出的参数和非参数预测方法进行了实证研究，实证研究表明，新提出的方法在预测精度和库存效率方面优于现有的基准方法。

现有的医疗领域需求预测研究集中在传统医疗服务领域，比如门诊和急诊。需求预测有助于配置合理的资源，以保证服务质量和效率，因此，远程医疗的需求预测也应得到重视。然而，目前缺乏有关远程医疗需求预测研究的报道，未能充分呈现需求预测对远程医疗运营管理的重要性。同时，考虑需求特征筛选预测方法和构建预测模型是获得准确需求预测结果的重要途径，因此，本书考虑在需求分类和需求间歇性特征分析的基础上进行远程会诊需求预测研究。

1.4.4　医疗运营管理中调度问题研究综述

作为重要的医疗运营管理问题，医疗相关的调度问题包括病人调度、护士排班、医生排班和手术调度。这些问题的解决可获得优化的排程表，可以显著减少服务成本，提高服务的质量和效率。

（1）病人调度。

病人调度包括门诊病人的调度和急诊病人的调度，相关研究常常涉及多个优化目标，使用多种研究方法并设置不同的考虑因素。针对门诊病人调度，合理的预约调度策略可以较好地权衡病人的间接等待时间和直接等待时间，改善医疗资源的利用效率。间接时间过长可能会延误病人的病情，并且间接等待时间与病人的爽约率正相关；爽约可能会造成医生空闲，从而影响服务系统的效率。直接等待时间指的是候诊时间。直接等待时间过长会造成医院拥挤、病人满意度下降、医务人员加班。因此，门诊病人调度优化通常是多目标优化问题，以达到减少病人等待时间成本、医生空闲成本和加班成本等目的。为实现多个目标的优化，门诊病人调度常用的研究方法包括排队论、整数规划、随机优化、鲁棒优化、仿真、动态规划和混合模型等。在门诊病人的调度问题中，建模过程还会考虑多种因素以实现不同的目的，比如，考虑病人的偏好实现以病人为中心的服务调度；考虑超订以应对病人爽约的情形；考虑病人的异质性以保证系统的服务效率。此外，为应对复杂的实际情况，调度模型还会考虑病人需要多项检查和回诊的情形。

急诊部门病人调度的核心是根据病人的优先级决定病人在急诊科室的就诊时间。Azadeh 等根据分诊员确定的急诊病人治疗优先顺序构建病人调度模型，以优化病人就诊时间安排，达到减少病人在急诊科总等待时间的目的。在考虑实际服务特征上，如病人到达过程的随机性、服务时长分布的一般性和医生的一致性等，He 等利用急诊病人流量数据，提出了基于鲁棒优化和随机优化的混合方法来构建病人调度模型。与传统的最大化目标达成联合概率的计算方法相比，该混合方法提供了一种计算友好的方法，可以获得满意解；在数值实验中，所提出的混合方法优于样本平均近似方法和渐近最优调度策略。

（2）护士排班。

护士和医生都是重要的医疗服务资源，这些资源调度的关键在于根据服务性质来安排有限的资源，以实现目标效用最大化。医院需要提供全天候的医疗服务，因此护士和医生都需要 24 小时在岗。

对于护士资源来说，排班问题需要考虑不同班次性质、护士技能、病人需求、护士个人偏好等方面。比如，Grano 等提出了一个考虑护士偏好和需求量的两阶段护士排班模型。由于考虑因素较多，护士排班模型中会涉及复杂的约束条件。为有效优化护士排班，多种方法已被用于建模该问题，主要包括仿真、整数规划、启发式方法、混合方法等。为提高护士排班的决策效果，Bowie 等为住院护理单元开发并应用了一个护士需求预测模型，以应对护士调度问题的复杂需求。实验结果显示，护士调度预测模型提高了调度的准确性。为在护士调度过程中实现快速响应，Schoenfelder 等在调度过程中纳入了病人需求波动预测和应对策略。当护士排班受突发事件影响时，比如一名或多名已经安排好工作的护士因疾病而不能上班时，就会出现护士重新排班问题。这种缺席可能使现有的排班方案不可行，因此需要一种快速方法重新排班。为应对重新排班问题，Tiwa 等构建了考虑到多技能护士和多个常见约束条件的整数规划模型，并探讨了几种基于不同问题参数松弛的重排序策略，包括软约束和重调度视界，开发了一种可变邻域下降启发式算法，在不使用求解器的情况下解决了重排班问题。为进一步提高护士资源的利用效率，Guo 等探讨了将选择性手术与外科护士调度相结合的好处，首先提出了一个整数规划（IP）模型来同时安排择期手术和外科护士，然后针对集成调度问题的计算复杂度，提出了一种基于 IP 公式的高效遗传算法（GA）；通过将集成 IP 和 GA 的方法与按顺序安排择期手术和外科护士的两阶段方法进行比较，验证了集成方法的优越性。

（3）医生排班。

医生排班问题类似于护士排班问题，两者的主要区别在于：在医生排班问题中医生的偏好具有更高的优先级，且约束条件通常多于护士排班问题。单纯的医生排班常常出现在急诊服务中。为优化急诊部门的医生排班决策，Carter 等构建了多目标整数规划模型。该模型将一天分为 3 个 8 小时的班次并利用分解策略进行求解。实证结果表明，该模型可使医院管理者在 1 天之内找到满意的排班方案，而往常这需要 1 周甚至更长的时间。为改进固定班次时间和未考虑医生时间偏好的排班模式，Brunner 等构建了在一定工作时长的前提下班次起始时间和长度可变动的模式，同时允许医生可以根据自己的偏好提出工作时间要求。考虑急诊病人的异质性，Kiris 等提出了一种基于知识的反应性调度系统，以满足急诊部门的调度需求。该算法包括详细的病人优先级、到达时间、服务时长和医生人数。其主要目的是尽快确定优先考虑的病人，然后将他们的等待时间最小化。

（4）手术调度。

手术运营管理中的调度问题涉及手术病例调度、手术人员调度和手术室资源调度。

①手术病例调度。

手术病例调度是指将等待手术的病人病例安排到开放的手术室，并确定手术开始时间。手术病例调度需要考虑手术室数量、病例类型（疾病类型、急诊与择期）、手术室开放时间等。一般来说，门诊病人预约调度的很多研究可以用于手术病例调度问题，但手术病例调度与门诊调度的最大区别在于手术病例调度对手术开始时间的准确性要求非常高。手术开始过早会造成手术室的空闲，手术开始过晚会引起医生的等待。Weiss 研究发现，在手术顺序已确定的情况下，手术开始时间主要由手术室闲置费用和医生等待费用的比值决定。此外，Denton 等还发现病人排序对手术室利用和医生等待具有显著影响。针对同时考虑手术排序和开始时间的问题，已有多个研究进行了高效算法的开发和扩展模型的构建。为使手术室资源利用率最大化，医院还会采用"开放式调度"策略来解决手术病例调度问题。也就是说，外科医生可以选择任何工作日进行手术，并调整对应的麻醉师和护士的人员配置。Fei 等研究了如何利用"开放调度"策略为多个手术室提供有效的手术病例调度方案。

当手术病例调度问题的关键在于从等候名单中选择优先级较高的病人并将其列入时间表时，优化问题变成在每个阶段开始时，权衡加班费用和手术延期费用来决定要安排的病人数量。为了解决这一问题，Min 和 Yih 建立了随机动态规划模型，研究结果表明，考虑病人优先级的手术时间与忽略病人优先级的手术时间有显著差异。疾病类型对手术病例调度的影响来源于不确定的手术时长。为了在不确定服务时长下对手术进行分配，Denton 等以最小化开放手术室的固定成本和可变的加班成本为目标，提出了一个随机优化模型来为手术室分配某一天的择期手术病例。在考虑病人最迟手术日期限制的基础上，王昱等考虑手术服务时长的不确定性和管理者风险偏好对病人服务时长不确定性的影响，构建了区间型手术病例调度问题的两阶段鲁棒优化模型。除了传统的约束条件，Min 和 Yih 还在择期手术病例调度模型中考虑了下游资源的可用性，如外科重症监护室。在进一步的扩展研究中，Zhang 等研究了同时考虑病人优先级和下游外科重症监护室容量限制的择期手术病例调度问题。为优化此问题，他们提出了一种新的两级优化模型：第一级，从候诊名单中选择优先就诊的病人；第二级，每个选定的病人被分配到一个特定的手术区。数值实验将所提出的模型与纯随机规划模型进行了比较，结果表明所提出的两级模型的有效性，两级模型获得的策略在降低总成本、缩短病人等待时间、提高医院设施利用率方面具有显著优势。

择期病人容许术前充分准备，急诊病人则需要尽快接受治疗，急诊病人到达的随机性增加了手术病例调度研究的难度。急诊手术病例调度主要有两种方式：设立专用的急诊手术室或在普通手术室预留一部分急诊服务能力。Wullink 等的研究表明，设立专门的急诊手术室无法缓解高峰时段拥堵和诊救治疗不及时等问题，反而会降低手术室的使用效率，增加急诊病人的等待时间和医护人员的加班时间。因此，在考虑急诊病人的手术病例调度问题中，预留一定的急诊服务能力是提高服务效率的关键。在手术病例调度中应同时考虑手术室使用、麻醉后恢复、手术所需的资源和可能到达的急诊手术，为此 Latorre – Nunez 等提出了一个整数线性规划模型，并开发了一个基于遗传算法和建设性启发式的元启发算法，用于解决大规模手术调度问题。

②手术人员调度。

手术运营管理的人员调度对象包含参与手术的所有医护人员，如主刀医生、助手、麻醉师、器械护士、巡回护士。因此，手术室人力资源的巨大消耗是医院重要的开支来源，其调度问题通常会考虑人员偏好、工作负荷等因素。为降低手术室的人员成本，Roland 等在调度优化过程中强调了人力资源的可用性和偏好，将医护人员细分为两类，即无指向性和有指向性的人力资源。在手术室是共用的情况下，Silva 等利用整数规划研究了考虑医护人员的工作技能和工作时间的手术调度优化，并开发了有效的启发式算法求解模型，降低了服务成本。为了避免医护人员由于过度疲劳造成手术医疗事故，Wang 等在调度模型中引入了日最大工作时长、强制休息日等约束，获得了更人性化的手术排程结果。在考虑手术需要主外科医生和助理外科医生协作的条件下，Wang 等提出了两阶段鲁棒模型，用于手术调度：第一阶段决定手术分配和外科医生分配，第二阶段在第一阶段结果的基础上决定每个手术的开始时间。当在多家医院的联盟网络中进行手术调度优化研究时，Roshanaei 等在模型中考虑了不同的病人与外科医生匹配的灵活性，以及外科医生时间表的紧张程度。实证结果表明，灵活的医患匹配模式可进一步节省成本，医生时间表的紧张程度对成本具有显著影响。

③手术室资源调度。

除了巨大的人力资源消耗外，手术服务还会消耗较多的手术室物力资源。因此，手术室资源的调度优化也是控制手术服务成本的重要途径。多种手术室分配方式已用于研究手术室资源的调度优化。由于手术室数量有限，手术室调度旨在提升手术室的使用效率、降低服务成本，同时，手术室资源的调度还面临着手术器械限制、手术室开放和加班成本昂贵、下游术后资源有限等问题。目前研究中存在两种手术室分配方式：模块管理（Block-Scheduling）和开放（非模块）管理（Open Scheduling）。在开放管理模式下，Denton 等利用随机优化方法研究了单位时间开放的手术室数量和如何将手术分配到手术室。在不同科室共用手术室的情况下，Creemers 等构建了为不同类别病人分配手术室的时间模型，在不同类别病人被分配不同权重的设置下，最小化病人的总期望加权等待时间。在将手术分配到手术室后，还会进行手术排序以使病人的平均等待时间最短，或者使手术室空闲和加班成本最少。在可调整的块调度策略下，Kamran 等研究了自适应分配调度问题，即病人被分配和排序到手术室模块中，并考虑意外事件或中断，比如急诊病人的到达，构建了一个多目标的混合整数线性规划模型。为求解模型，Kamran 等提出了一种基于列生成的启发式算法和 Benders 分解的求解方法，实证结果表明了模型和求解方法的有效性。此外，Wang 等将手术室资源调度构建为一个两阶段问题，第一阶段是将手术分配到手术室，并将医护人员分配到手术中；第二阶段是确定各个手术的开始时间。

从上述对医疗运营管理中调度问题的文献回顾中可知，传统医疗服务的调度问题主要解决服务开始时间安排、服务地点分配和服务人员配置等决策的优化。远程会诊调度问题存在与传统医疗服务相同的决策优化目标。但是，远程会诊多类型、多环节、多主体和流动性等特征使其调度问题与传统医疗服务的调度问题存在差异。因此，远程会诊调度优化应根据其服务特点构建调度优化模型。此外，考虑由需求的间歇性带来的不确定性，远程会诊的调度优化可以考虑基于实际数据对模型进行求解，实现数据驱动的调度优化。

1.5　研究现状评述

通过系统的文献回顾发现，现有文献中有关远程医疗或远程会诊的研究集中在技术开发、使用介绍、可行性分析等方面，缺乏基于实际数据的运营管理研究，缺乏有关远程会诊需求分类、临床科室的远程会诊需求预测、远程会诊动态调度相关研究成果的报道，但是需求分类、需求预测、服务动态调度研究对提升远程会诊运营管理水平具有重要意义，具备重要的研究价值。

（1）需求分类能有效提高服务管理能力，提升服务运营管理水平。远程医疗需求分类能够识别不同的需求类别特征，然后为需求预测模型的选择和服务调度模型优化目标的制定和求解速率的提升提供依据，但是现有文献尚未表明远程会诊需求分类的研究成果。需求分类的方法会随研究领域、分类目的的改变而改变，因此已有的需求分类方法并不适用于远程会诊的需求分类，应根据远程会诊的服务特点选择合适的方法构建需求分类模型，并验证分类模型的有效性，分析需求分类结果对服务管理的必要性。为此，本书首先从需求时间序列中提取用于需求分类的多个属性组，并基于无监督聚类算法构建了远程会诊需求分类的模型。然后为分析需求分类的必要性，对需求分类前后的服务效率和质量分析结果进行了比较。比较发现，需求分类后服务效率和质量分析能反应服务存在的不足，可指导服务调度模型优化目标的制定，实现有针对性的服务改进。

（2）准确的短期需求预测在应对需求变化问题上具有显著效果，能让管理者在资源配置和服务调度上减少供需不平衡情况的发生，在保证服务质量的同时提高服务效率。但是现有文献尚未表明各临床科室远程会诊日需求预测的研究成果。因此，为建立准确的远程会诊日需求预测模型，基于需求分类结果为不同类型的远程会诊需求筛选合适的预测方法是待解决的关键问题。为此，本书使用现有的多个预测方法构建远程会诊需求预测模型，并通过预测性能的显著差异进行预测方法的筛选；然后进一步考虑需求间歇性的特征，使用分层结构构建基于时间维度分解的、需求间歇性增加的远程会诊需求分层预测模型，以获得更准确的远程会诊日需求预测结果。

（3）有效构建和求解服务调度模型可以获得优化的服务时间和地点，从而提升服务质量和效率，提高需求侧的满意度和供给侧的资源使用效率。然而目前已有的文献中，有关远程医疗或远程会诊调度的研究数量有限。据笔者所知，直接解决远程医疗或远程会诊调度问题的研究主要包括三个。尽管前人的研究在远程医疗或远程会诊预约调度上取得了重要成果，但是远程会诊的调度问题仍然可以基于实际情况和充分利用数据进行更深入的研究。从整体上而言，本书与现有远程医疗或远程会诊预约调度研究在科室设置、优化目标和使用方法上存在差异。本书基于实际的科室划分情况，根据远程会诊需求的间歇性、服务的流动性、服务开始时间和地点的不确定性等特点，分别从供给侧临床科室和远程医疗中心两个主体的角度，考虑服务次数的长期服务质量和效率，构建了数据驱动的服务动态调度模型，并开发有效的求解算法对模型进行求解。此外，考虑未来需求的增长，本书构建了有限的会诊室资源下的服务动态调度模型，并结合需求预测结果构建了服务开始时间调整算法对模型进行求解。利用与实际调度结果和基准算法获得结果的调度性能比较，实验结果验证了所提出模型和算法的有效性。本书构建的服务动态调度模型能提供多步优化的远程会诊服务开始时间和地点，获得能减少需求平均等待时间、专家医生服务次数、会诊室使用量和加班风险的调度结果，实现提升远程会诊服务质量和效率、提升远程会诊运营管理水平的目的。

综上，为丰富远程会诊运营管理领域的研究成果，填补目前有关研究工作的不足，本书运用数据分析和运筹优化的理论和方法进行了远程会诊需求分类、需求预测、服务动态调度研究。本书根据需求数据的特征和调度问题的特点构建了对应的模型和算法，并基于实际数据进行数值实验以验证所提出的模型和算法的有效性。本书的研究成果可以支持实际的远程会诊运营管理决策优化，对提升远程会诊的运营管理水平具有重要意义。

第 2 章　远程会诊需求分类与服务质量和效率分析

2.1　问题背景

不同疾病的远程会诊由三甲医院的不同临床科室提供，不同临床科室的远程会诊需求到达间隔和规模大小存在差异。面对不同的需求特征，远程会诊需求分类至少有以下两方面的意义：一方面，需求分类结果可以为需求预测模型的选择提供依据。一种预测方法在不同需求类型数据上具有不同的预测性能。需求特征，例如间歇性，会影响预测方法的选择。另一方面，备件管理中对不同需求类型的货物采用了不同的库存策略，以此类比，远程会诊服务管理也可以对不同需求类型的科室采用不同的会诊服务管理策略，比如制定有针对性的会诊调度优化目标，进而获得差异化的服务调度策略。因此，通过为需求预测模型选择和调度模型优化目标制定等提供依据，远程会诊需求分类可作为提升远程会诊服务管理能力的重要途径。为此，本书考虑需求的多个特征，针对多个临床科室的远程会诊需求时间序列展开分类研究。同时，通过对比需求分类前后的服务质量和效率分析结果，验证需求分类对远程会诊运营管理的重要性。

现有关于需求分类的研究主要集中在库存领域的备件管理方面。为了获得通用的备件需求分类结果，Boylan 等引入了一个命名系统框架，考虑了需求平均间隔和需求规模变异系数两个因素。较大的需求间隔表明需求具有间隙性，较大的需求规模变异系数表明需求规模变化较大，这两个因素的不同组合导致了四种需求类型：不稳定的（Erratic）、块状的（Lumpy）、平滑的（Smooth）和缓慢的（Slow）。不稳定型需求具有较大的需求规模变化和较小的间歇性。块状型需求具有较大的需求规模变化和较大的间歇性。平滑型需求具有较小的需求规模变化和较小的间歇性。缓慢型需求具有较小的需求规模变化和较大的间歇性。通常情况下，备件管理的需求分类结果是通过特定的阈值判别得到的。但是这些阈值不一定适用于其他领域的需求分类。需求分类使用的阈值与时间序列的类型、问题的领域和需求的数量有关。鉴于远程会诊是一项新型的医疗服务模式，其需求序列是医疗领域内以天为单位的时间序列。因此，现有的需求分类方法大概率不适用于远程会诊需求分类。尽管如此，现有文献中用于需求分类的属性可为远程会诊需求分类提供借鉴。表 2.1 总结了现有文献中使用的需求分类属性。

表 2.1 备件需求分类研究

文献作者	分类属性	分类临界值	分类结果	假设
Williams	需求间提前期平均数量	0.5, 0.7	三类：零星的、缓慢的、平稳的	需求为泊松到达
	需求的块状程度	2.8		
Jonston, Boylan	订单之间的平均间隔与预测回顾周期的比值	1.25	—	需求为泊松到达
Kingsman	交易的可变性	0.1	五类：平滑的、不规律的、缓慢移动的、不稳定的、高度不稳定的	—
	需求大小的变化	0.53		
	提前期的变化	0.74		
Syntetos 等	需求大小平方变异系数	0.49	四类：不稳定的、块状的、平滑的、缓慢的	需求为伯努利到达
	平均需求间隔	1.32		
Boylan 等	最近 13 个周期中零需求周期数	Croston 方法：5~8	两类：间歇性、非间歇性	—
		SBA 方法：2~4		

续表

文献作者	分类属性	分类临界值	分类结果	假设
Syntetos 等	频率	帕累托分类（80%，95%，100%）	三类：A，B，C	—
	需求大小			
Chitturi 等	需求首次出现的时间	3，8	三类：块状的、不平稳的、受限的	异常值已被剔除
	平均季度需求	25		
	季度需求间平均距离	2		
	需求量的变异系数*	1.75，2.50		
Moon 等	相关性	—	—	—
	需求量的变异系数			
	零需求时期的比例			
	平均需求量			

*需求量的变异系数为需求的标准差与均值之比。

聚类作为一种无监督的分类方法，可以在不了解类别的情况下对大量数据进行分类，适用于诸如远程会诊等新领域的需求序列分类。时间序列聚类主要有三种方法，即基于模型、基于形状和基于特征的方法。在远程会诊需求分类研究中，发现特定的需求特征（需求到达间隔和规模大小）是研究关注的重点，指导服务改进是需求分类研究的最终目标。因此，基于特征的聚类分类方法更适用于本书的远程会诊需求分类研究。

在众多聚类方法中，层次聚类是在构造特征的基础上，采用凝聚或分裂算法对聚类进行分层，具有随时停止划分、聚类数灵活等优点。层次聚类试图在不同层次对数据集进行划分，从而形成树形的聚类结构。层次聚类数据集的划分可以采用"自底向上"的聚合策略，也可采用"自顶向下"的分拆策略。"自底向上"聚合策略的层次聚类算法 Agglomerative Clustering（AC）先将数据集中的每个样本看作一个初始聚类簇，然后在算法运行的每一步中找出距离最近的两个聚类簇进行合并，该过程不断重复，直至达到预设的聚类簇个数。但是，通常情况下分层算法的质量不太理想，因为在分割或合并聚类后聚类无法进行调整。为了克服这一缺点，已有研究表明，可以利用集成算法调整单个层次聚类方法的分类结果，获得更稳定的分类结果。

为进行聚类的集成，首先需要产生一组具有多样性的高质量单聚类（基聚类）结果，然后分析单聚类结果的相似度。由于聚类方法本身有很多内在的随机因素，生成多样性强的聚类结果相对简单。本书在 AC 层次聚类算法中使用不同簇距离计算方式生成了结果的多样性。在现有文献中，聚类算法的集成往往基于单个聚类结果的两两相似度度量。为增强相似度度量，本书对单个聚类结果进行独热编码。独热编码比数值编码更适用于类别结果的表示。独热编码后，为得到集成单聚类结果的最终需求分类结果，本书利用余弦相似度计算需求序列单聚类结果的相似度，并使用 k 均值聚类算法识别单聚类结果的高相似度，然后将需求序列之间的单聚类结果的高度相似度表示为网络图。在网络图中，相似度较高的需求序列会被连接，以便观察多个序列之间的相似度关系，分析需求类别之间的连接关系和特征变化规律。

综上，因为需求分类方法受限于特定的领域和数据特征，尚未得到普适性的分类方法，所以现有的传统需求分类方法不适用于远程会诊需求分类。为通过临床科室远程会诊需求时间序列分类提升远程会诊的管理能力，本书考虑多个需求特征构建了集成的分类方法，以获得有效的远程会诊需求分类结果。本书构建的集成层次聚类方法包含层次聚类、独热编码、余弦相似度、k 均值聚类算法和网络图表示。为验证需求分类对远程会诊运营管理的必要性，本书对分类前后的远程会诊服务质量和效率进行了比较。基于需求分类结果，远程会诊服务质量和效率的分析结果显示了不同需求类型服务质量和效率的可改进之处，可为后续服务调度模型的构建提供指导，而分类前的服务质量和效率分析结果则无法体现。

2.2　方法模型

2.2.1　层次聚类

与有监督学习需要一部分已知类别的样本作为训练集不同，无监督的聚类算法所面对的样本是无标记的。聚类算法通过比较样本之间的"亲疏远近",将样本集划分为多个不相交的簇,然后基于每个簇的特点人为标记对应的类别。

层次聚类在不同层次对数据集进行划分,形成树状的聚类结构。层次聚类有两种聚合策略,其中"自底向上"的策略是一开始将每个样本看作单独的簇,不断找出距离最近的两个簇进行合并,直到达到预设的聚类终止条件;"自顶向下"的策略则是相反的过程,开始时会把所有样本看作同一个簇,不断进行分裂直至终止条件。如图2.1所示,如果将终止条件设定为所有样本划分为两类,则样本1,2和3为一类,样本4和5为另一类。

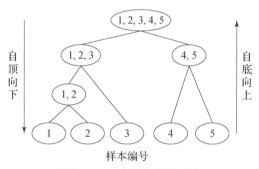

图 2.1 层次聚类算法示例

聚类算法的关键在于簇间距离的衡量。在簇间距离的计算过程中,通常使用三种距离衡量标准,如式(2-1)~式(2-3)所示,分别对应簇C_i和C_j的簇间最小距离、最大距离和平均距离。

$$d_{\min} = (C_i, C_j) = \min_{\bm{x}_i \in C_i, \bm{x}_j \in C_j} \text{dist}(\bm{x}_i, \bm{x}_j), \qquad (2-1)$$

$$d_{\max} = (C_i, C_j) = \max_{\bm{x}_i \in C_i, \bm{x}_j \in C_j} \text{dist}(\bm{x}_i, \bm{x}_j), \qquad (2-2)$$

$$d_{\text{avg}} = (C_i, C_j) = \frac{1}{|C_i||C_j|} \sum_{\bm{x}_i \in C_i} \sum_{\bm{x}_j \in C_j} \text{dist}(\bm{x}_i, \bm{x}_j). \qquad (2-3)$$

聚类结果的评估通常要求同一簇内的样本尽可能相似,不同簇样本间尽可能不同。如果以上述定义的距离为标准,则要求类内距离小、类间距离大。

2.2.2 模型构建

本小节构建了用于临床科室远程会诊需求时间序列分类的集成层次聚

类模型。该方法将层次聚类技术 Agglomerative Clustering（AC）与集成方法相结合，以提高聚类质量。为此，该方法首先基于多个属性组和多个 AC 模型获得了多个单聚类结果，然后通过相似度计算和表示，划分需求组，获得最终的科室需求分类结果。如图 2.2 所示，集成层次聚类方法主要有三个步骤，具体描述如下。

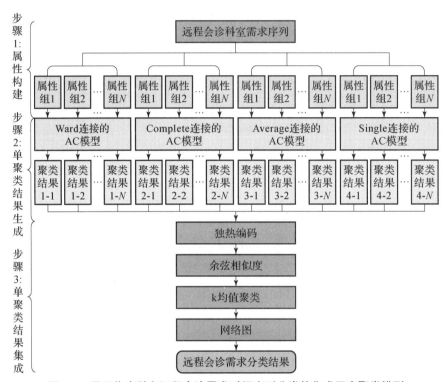

图 2.2　用于临床科室远程会诊需求时间序列分类的集成层次聚类模型

步骤 1：属性构建。根据属性的定义从需求序列中提取用于远程会诊需求分类的属性组。属性组由多个表示同一需求特征的属性组成，例如表示需求到达间隔的属性可归为一组，表示需求规模大小的属性可归为一组。每组属性分别输入到后续的 AC 模型中。

步骤 2：单聚类结果生成。为了增加单聚类结果的多样性，模型中分别采用四种连接方式构建了 AC 模型。四种连接方式为：Ward 连接、Complete 连接、Average 连接和 Single 连接。Ward 使所有簇内的方差平方和最小；Complete 连接使成对簇的观测之间的最大距离最小化；Average 连接使所有簇对观测之间距离的平均值最小化；Single 连接使距离最近的簇对之间的距离最小。将每组属性分别输入四种 AC 模型中，得到多个单聚类结果。

步骤 3：单聚类结果集成。为集成单聚类结果获得最终的远程会诊需求分类结果，模型首先对单聚类结果进行独热编码，得到高维的稀疏向量。然后，计算这些向量的余弦相似度，并根据单聚类结果的余弦相似度找到相似度高的需求时间序列。为此，模型利用 k 均值聚类方法将单聚类结果的余弦相似度分为高、中、低三个等级，根据识别出的余弦相似度呈现对应需求时间序列相似性关系的网络图。在网络图中，节点代表需求时间序列，边代表需求时间序列基于单聚类结果的余弦相似度大小。如果边代表高余弦相似度，则网络中由边连接的需求时间序列可以归类为一类需求类别。通过这样的相似度计算和表示方式，需求时间序列之间的相似度关系、需求特征的变化关系呈现得更为清晰，还可以鉴别个别具有独特需求特征的序列。

2.3 数值实验

本节将通过数值实验分析证明所提出模型的有效性和需求分类对远程会诊运营管理的必要性。第 2.3.1 节介绍数据集。第 2.3.2 节介绍实验设计。第 2.3.3 节呈现了实验分析结果。

2.3.1 数据集

本书的研究数据是国家远程医疗中心提供的实际远程会诊数据记录。数据样本的记录时间为 2018 年 1 月 1 日—2019 年 11 月 25 日。在国家远程医疗中心，合作医院的 65 个临床科室提供了远程会诊服务。不同的临床科室具有不同的需求规模，如表 2.2 所示。在数据的观察期，大多数科室的总需求小于等于 500，其中还有 22 个科室的总需求量小于 50。因为需求规模太小意味着需求的到达非常零星，所以这 22 个科室的数据不参与分类实验。因此，本章数值实验研究共使用了 43 个科室的需求时间序列。为方便表示，这 43 个序列被记为序列 1 至序列 43，具体的序列编号和对应的科室如表 2.3 所示。序列 1 至序列 43 的排序是总需求规模从大到小的顺序，序列 1 表示远程会诊需求规模最大的呼吸内科的需求时间序列,呼吸内科在观察期内有 4 800 个远程会诊需求。

表 2.2 远程会诊的需求规模和科室数量

需求大小	[1,50]	[51,500]	[501,1 000]	[1 001,2 000]	[2 001,4 000]	[4 001,5 000]
科室数量	22	21	12	5	3	2

表 2.3 临床科室与对应的远程会诊需求时间序列编号

科室名称	科室序列对应编号	科室名称	科室序列对应编号
呼吸内科	序列 1	风湿免疫科	序列 17
神经内科	序列 2	磁共振科	序列 18
小儿内科	序列 3	胃肠外科	序列 19
肿瘤科	序列 4	胸外科	序列 20
骨科	序列 5	感染性疾病科	序列 21
心血管内科	序列 6	血液内科	序列 22
神经外科	序列 7	神经介入科	序列 23
消化内科	序列 8	眼科	序列 24
妇科	序列 9	血管外科	序列 25
肝胆胰与肝移植外科	序列 10	放射介入科	序列 26
内分泌与代谢病科	序列 11	耳科	序列 27
泌尿外科	序列 12	咽喉头颈科	序列 28
产科	序列 13	精神医学科	序列 29
放射科	序列 14	口腔医学中心	序列 30
急诊外科	序列 15	肛肠外科	序列 31
肾脏内科	序列 16	外科 ICU	序列 32

续表

科室名称	科室序列对应编号	科室名称	科室序列对应编号
康复医学科	序列 33	甲状腺外科	序列 39
心血管外科	序列 34	小儿外科	序列 40
皮肤科	序列 35	乳腺外科	序列 41
EICU	序列 36	放疗科	序列 42
疼痛科	序列 37	麻醉科	序列 43
鼻科	序列 38		

2.3.2 实验设计

为对远程会诊需求时间序列进行分类，本书首先构建了用于需求分类的属性，然后利用所提出的模型对远程会诊需求时间序列进行分类。为验证模型有效性，本书分析了基准模型的需求分类结果和传统间歇性需求预测方法的需求预测结果。为验证需求分类对远程会诊运营管理的必要性，本书分析比较了需求分类前后的服务质量和效率。

（1）属性构建。

根据表 2.1 中的文献整理与回顾，本章研究构建了 6 组共 58 个属性用于临床科室远程会诊需求时间序列分类，如表 2.4 所示。

（2）远程会诊需求分类。

本章研究利用无监督的聚类算法对远程会诊需求进行分类。聚类中心的个数是聚类算法的重要参数，可以基于现有的研究结果为远程会诊需求分类设置一个合适的聚类中心个数。对于需求分类，四分类是较为通用且合理有效的设置，过多或过少的类别设置都不利于服务效率的提升。因此，为与先前的研究结果保持一致，本章研究设置层次聚类算法中的聚类中心个数为 4。此外，k 均值聚类方法中的聚类中心个数设置为 3，用于将单聚类结果的余弦相似度分为高、中、低三个等级。

表 2.4　用于临床科室远程会诊需求时间序列分类的属性

属性组 (属性个数)	属性	属性组 (属性个数)	属性
需求规模 (10)	总需求	最近 8 天 中需求 天数（8）	最大值
	日需求最大值		75% 分位数
	日需求的 75% 分位数		中位数
	日需求的中位数		25% 分位数
	日需求的 25% 分位数		最小值
	日需求最小值		众数
	日需求众数		均值
	日需求均值		标准差
	日需求标准差	最近 13 天 中零需求 天数（8）	最大值
	需求的变异系数		75% 分位数
需求之间的 间隔 (3)	零需求天数		中位数
	间隔个数		25% 分位数
	平均间隔长度		最小值
连续非零 需求天数 (9)	连续非零需求期数		众数
	需求期长度最大值		均值
	需求期长度 75% 分位数		标准差
	需求期长度的中位数	相关系数 (20)	滞后 1 阶：AC = PAC, 显著性
	需求期长度 25% 分位数		滞后 2 阶：AC, PAC, 显著性
	需求期长度最小值		滞后 3 阶：AC, PAC, 显著性
	需求期长度众数		滞后 4 阶：AC, PAC, 显著性
	需求期长度均值		滞后 5 阶：AC, PAC, 显著性
	需求期长度标准差		滞后 6 阶：AC, PAC, 显著性
			滞后 7 阶：AC, PAC, 显著性

为了验证所提出的集成层次聚类方法在远程会诊需求分类中的有效性，研究使用了现有的分类方法，包括传统的 Syntetos、Boylan 方法和构建

集成方法的单层次聚类方法,作为基准分类模型进行分类结果的比较。在此基础上,研究使用了两种传统的预测方法,Croston 方法和 SBA 方法,对整个样本观察期内的科室需求进行了预测。这两种预测方法已被证明对不同的类别需求有不同的预测效果。

(3) 远程会诊服务质量和效率分析。

本书从服务质量和服务效率两个方面对远程会诊进行了分析。在服务质量方面,本书用需求平均等待时间来衡量远程会诊调度水平。需求平均等待时间是衡量医疗服务质量的传统指标,与需求侧满意度密切相关。减少等待时间有利于提高病人满意度、减少病人的爽约率、提高服务质量。高质量的远程会诊服务意味着在不增加服务次数的情况下尽可能缩短需求平均等待时间。在服务效率方面,本书通过需求天数和服务天数的比来显示远程会诊的调度水平。考虑一个临床科室不一定每天都有远程会诊的需求,且从表 2.2 中的需求规模粗略估计各临床科室平均远程会诊日需求大约为 7,则对于一个临床科室,通常一个专家医生的一次远程会诊就可以服务当天该科室的所有远程会诊需求,即可将服务天数近似看作服务次数。因此,在不增加需求等待时间、降低服务质量的前提下,高效的远程会诊调度意味着尽可能少的服务天数(次数)。

如不特别强调,本书涉及的实验基于 Python3.8 编程,基于配置为 Inter (R) Core (TM) i7 - 8550 CPU @ 1.80 gigahertz 和 8 gigabytes RAM 的电脑运行。

2.3.3 实验分析结果

本节分别呈现了远程会诊需求分类结果与服务质量和效率分析结果,以分析所提出的集成层次聚类方法的有效性和需求分类对远程会诊运营管理的必要性。

(1) 远程会诊需求分类结果。

本书利用所提出的集成层次聚类方法对远程会诊需求时间序列进行了分类。在集成层次聚类方法中,需求时间序列的单聚类结果余弦相似度如表 2.5 所示。其中,高余弦相似度取值范围为 0.75～1.00。为获得最终分类结果,将高余弦相似度的单聚类结果用网络图进行了表示,如图 2.3 所示,图中节点代表需求序列,边代表需求序列之间的高余弦相似结果。从边连接关系来看,图2.3中需求序列被分为三组,分别为序列1和序列2、序列3~7、序列8~43,这三组需求序列组间没有边连接。进一步观察序列8~43,其中序列8~22的边连接是密集的,序列25~43的边连接是密集的,序列23和24与其他序列之间的边连接是稀疏的,且只有需求序列15与序列23和24的单聚类结果具有较高的余弦相似度。由于序列15与序列25到序列28的单聚类结果余弦相似度较高,导致序列8~22、序列25~43这两部分是相连的。在序列23~28中去掉来自序列15的稀疏连接,需求序列有三个子组,即序列8~22、序列23和序列24、序列25~43。考虑已经划分的两组——序列1和序列2、序列3~7,远程会诊需求被分为五组。

表 2.5 单聚类结果的余弦相似度

余弦相似度	相似度取值
低	0.00, 0.04, 0.08, 0.13, 0.17, 0.21, 0.25, 0.29, 0.33, 0.38
中	0.42, 0.46, 0.50, 0.54, 0.58, 0.63, 0.67, 0.71
高	0.75, 0.79, 0.83, 0.88, 0.92, 0.96, 1.00

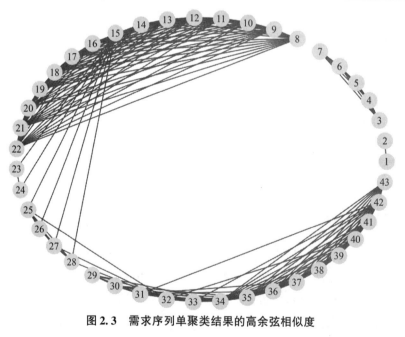

图 2.3 需求序列单聚类结果的高余弦相似度

为进一步分析远程会诊需求时间序列的划分结果，比较了仅有两个序列的组（序列1和序列2、序列23和序列24）与相邻组在单聚类结果上的低余弦相似度，如图2.4所示。从图2.4（a）中可以看出，序列23~24与序列25~43之间的低余弦相似度连接比序列8~22之间的低余弦相似度连接更多。因此，序列23~24与序列8~22需求组更相似。类似地，图2.4（b）中结果显示序列1~2与需求组序列3~7更相似。较多的需求划分类型导致部分需求类型序列数量较少并不利于提升服务管理效率。因此，为减少需求类型，可根据相似度对部分需求类型进行合并。对于远程会诊，可将序列1和2合并进序列3~7需求类型组，将序列23~24合并进序列8~22需求类型组。

根据上述单聚类结果的相似度比较分析，借鉴已有文献中需求类别的定义，远程会诊需求被分为五组，包括三种类别，如表2.6所示。序列1~7是不稳定的需求，即间歇性较小、需求规模波动大；序列8~24是块状需求，即间歇中等、需求规模波动较大；序列25~43是缓慢的需求，即间歇较大、需求规模波动较小。以序列1、序列8和序列25为例，图2.5显示了科室需求从2018年1月1日—2月12日的变化。序列1符合不稳定需求的特点，序列8符合块状需求的特点，序列25符合缓慢需求的特点。总体来说，从序列1到序列43，需求呈现出越来越高的间歇性和越来越小的需求规模波动。需求的间歇性和需求规模波动变化是逐渐进行的，恰当的需求分组可以帮助发现和总结需求特征变化的规律。

为显示需求特征的变化，表2.6中还呈现了远程会诊需求时间序列的两个需求特征评价标准，即需求规模变异平方系数CV^2和平均需求间区间（AII）。这两个标准是传统需求分类方法中的分类指标。观察表2.6中的各需求类别的CV^2和AII的变化，可以得到CV^2的临界值位于0.31~0.33，用于确定远程会诊需求规模波动水平的大小；AII的临界值位于1.77~1.93，用于确定较高的需求间歇性。对于块状-1类型的需求，突兀的CV^2（0.65）和AII（3.76）取值属于序列15。序列15在图2.3中具有独特的与其他需求序列的连接方式，这可以归因于序列15是急诊科的需求序列。急诊科比其他所有科室具有更大的需求规模波动。与其他块状需求序列相比，急诊科具有明显更高的、与缓慢需求序列相当的平均需求间区间。

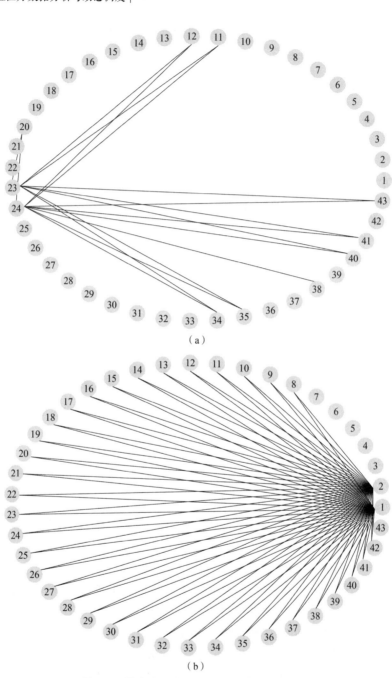

图 2.4　需求序列单聚类结果的低余弦相似度

（a）序列 23 和序列 24；（b）序列 1 和序列 2

表 2.6　临床科室远程会诊需求时间序列分类结果

需求类型	不稳定-1	不稳定-2	块状-1	块状-2	缓慢
序列	1，2	3~7	8~22	23，24	25~43
CV^2	0.40，0.57	0.42~0.49	0.31~0.42，0.65	0.37，0.53	0.028~0.33
AII	1.59，1.63	1.64~1.93	1.77~2.55，3.76	2.87，3.13	4.14~10.07

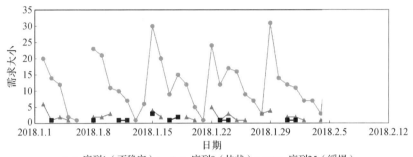

图 2.5　不同类型远程会诊需求序列示例

为了证明所提出的集成层次聚类方法的有效性，利用传统的需求分类方法和现有的其他聚类方法对远程会诊需求进行了分类，聚类结果如表 2.7 所示。从表 2.7 中的需求结果可知，不同方法取得了不同的远程会诊需求分类结果，不同的需求分类结果若无法统一，则需求分类将不能为后续研究提供分析依据。传统需求分类方法获得的远程会诊需求分类结果均衡性和规律性较差。根据 Syntetos 需求分类方法，远程会诊需求被分为块状和缓慢两类，缓慢型需求数明显多于块状型需求数，且这两类需求在序列 1~43 中穿插出现，规律性较差。序列 1~43 是按照观察期内总需求量从大到小进行排列的，一定程度上能代表需求规模的变化。Syntetos 方法无法识别其中的规律性。Boylan 方法识别的间歇性序列要明显多于非间歇性序列。根据 Boylan 方法的分类，非间歇性序列 1~4 的 AII 取值为 1.59~1.71，而间歇性序列 5~43 的 AII 取值为 1.64~10.07。序列 1~4 有两个序列的 AII 取值为 1.64~10.07，出现了较大的需求特征范围重合，无法识别远程会诊需求特征并进行分类。这些结果证明了适用于备件领域的传统需求分类方法不适用于远程会诊的需求分类，存在传统方法对远程会诊需求特征变化识别不清晰的问题。为解决这些问题，本书借鉴现有文献的研究成果构建了基于机器学习的远程会诊需求分类模型,对实现远程会诊需求分类具有重要意义。

表 2.7　不同分类方法的远程会诊需求分类结果

方法		Syntetos	Boylan	单层次聚类模型			
				Ward	Complete	Average	Single
分类结果		块状:序列1,序列5,序列14,序列15,序列24	非间歇性:序列1~4	序列1~2	序列1~2	序列1~2	序列1
				序列3~7	序列3~5	序列3	序列2
		缓慢:序列2~4,序列6~13,序列16~23,序列25~43	间歇性:序列5~43	序列8~24	序列6~10	序列4~7	序列3
				序列25~43	序列11~43	序列8~43	序列4~43

与单层次聚类方法相比,所提出的集成层次聚类方法可以将远程会诊需求划分为更多个组且分组更均匀。从表 2.7 中的需求结果可知,Ward 连接的 AC 模型与提出的层次聚类模型获得的结果最为接近,但是不能呈现组间需求的相似度连接关系,且不能发现诸如序列 15 的特殊需求。Complete 连接、Average 连接和 Single 连接的 AC 模型获得的远程会诊需求分类结果或多或少存在明显分组不均衡的现象。特别是 Single 连接的 AC 模型,获得的分类结果与 Boylan 方法类似。鉴于不同单 AC 模型获得了差异化远程会诊需求分类结果,为融合多种单聚类结果产生集成多个方法优势的集成聚类结果,本书提出的集成聚类模型通过单聚类结果相似度的计算、相似度结果的图表清晰地展现了远程会诊需求时间序列的相似关系和特征变化趋势。通过更全面地比较需求特征的变化关系,更清晰地呈现科室需求的相似程度和识别具有独特需求特征的需求序列,本书所构建的集成层次聚类方法可以获得有效的远程会诊需求分类结果。

为了进一步证明分类结果的有效性,本书采用两种传统的间歇性需求预测方法,即 Croston 方法和 SBA 方法对科室需求进行了预测,采用了两种评价指标均方误差(MSE)和平均绝对误差(MAE)对预测性能进行了比较。这两种方法已被证明在库存领域不同类型需求的预测任务上具有不同的预测精度,对于需求规模变化较大的需求,SBA 的预测效果优于

Croston。传统预测方法的远程会诊需求预测结果如表 2.8 所示。两种方法的需求预测精度表明，SBA 方法在序列 1～7 的预测性能上明显优于 Croston 方法，SBA 方法获得的 MSE 至少要比 Croston 方法获得的 MSE 小 1。因此，对于序列 1～7，SBA 方法比 Croston 方法更适合作为科室需求预测模型。SBA 方法在序列 8～10 上仍然获得了优于 Croston 方法的预测性能，优势有所下降；但在序列 11～24 上获得了劣于 Croston 方法或与 Croston 方法相当的预测性能，并且两种方法在其余系列上的预测性能相当。这些预测结果与以往研究结果基本符合，证明了分类结果的有效性。两种传统方法在远程会诊需求预测问题上的性能不佳，在整个观察期样本集上的 MSE 高达 16.3～35.4，MAE 高达 3.0～4.4。可能的原因是这两种传统预测方法通常获得的是常值的预测结果，而图 2.5 中显示远程会诊部分科室的需求随着时间而发生明显的变化。因此，后续研究应根据远程会诊需求类型并考虑需求数据特征构建准确的需求预测模型，以获得准确的需求预测结果，为提高科室远程会诊运营管理水平提供决策依据。

表 2.8 传统预测方法的远程会诊需求预测结果

序列	Croston 方法		SBA 方法		MSEC – MSES	MAEC – MAES
	MSE	MAE	MSE	MAE		
1	35.4	4.4	27.9	3.9	7.4	0.5
2	21.2	3.7	18.4	3.5	2.8	0.2
3	20.2	3.5	16.3	3.0	4.0	0.5
4	11.2	2.7	9.2	2.3	2.1	0.4
5	11.0	2.3	8.8	2.1	2.1	0.2
6	8.6	2.3	6.0	2.0	2.7	0.3
7	7.1	2.2	6.0	1.9	1.1	0.3
8	3.1	1.4	2.7	1.3	0.5	0.2
9	6.2	2.0	5.7	1.7	0.5	0.3
10	3.1	1.4	2.5	1.2	0.6	0.2
11	1.8	1.1	2.0	1.1	-0.2	0.0
12	2.5	1.1	2.6	1.3	-0.2	-0.1

续表

序列	Croston 方法		SBA 方法		MSEC – MSES	MAEC – MAES
	MSE	MAE	MSE	MAE		
13	2.0	1.2	2.3	1.2	-0.4	0.0
14	2.2	1.1	2.5	1.1	-0.3	0.0
15	2.9	1.2	2.9	1.1	0.0	0.0
16	1.6	1.0	1.7	0.9	-0.1	0.0
17	1.5	1.0	1.4	0.9	0.1	0.1
18	2.3	1.2	2.4	1.1	-0.1	0.1
19	2.0	1.1	2.1	1.1	-0.1	0.0
20	1.9	1.0	2.1	1.0	-0.1	0.0
21	1.1	0.8	1.3	0.8	-0.1	0.0
22	0.9	0.8	0.9	0.8	0.0	0.0
23	0.7	0.7	0.8	0.6	0.0	0.0
24	1.1	0.8	1.2	0.7	-0.1	0.1
25	0.5	0.5	0.5	0.5	0.0	0.0
26	0.4	0.5	0.4	0.5	0.0	0.0
27	0.3	0.4	0.3	0.4	0.0	0.0
28	0.3	0.4	0.3	0.4	0.0	0.0
29	0.2	0.3	0.2	0.3	0.0	0.0
30	0.5	0.5	0.5	0.5	0.0	0.0
31	0.4	0.4	0.4	0.4	0.0	0.0
32	0.4	0.4	0.4	0.4	0.0	0.0
33	0.5	0.5	0.6	0.5	0.0	0.0
34	0.3	0.4	0.3	0.4	0.0	0.0

注：MSE 表示均方误差；MAE 表示平均绝对误差；MSEC 表示 Croston 模型的 MSE；MSES 表示 SBA 模型的 MSE；MAEC 表示 Croston 模型的 MAE；MAES 表示 SBA 模型的 MAE。

（2）远程会诊服务质量和效率分析。

为显示需求分类对远程会诊运营管理的重要性，本书从服务质量和服务效率两个方面分析了远程会诊服务的不足之处。为便于分析，本书以需求平均等待时间作为服务质量评价指标，以平均需求日与平均服务日之比作为服务效率评价标准。更短的需求平均等待时间有助于提升需求侧的满意度；在需求日数量相同的情况下，更高的效率值则意味着提供更少的服务天数，即更少的专家医生服务次数，有利于供给侧服务成本的控制。

为分析服务质量和效率，本书首先计算了实际的整体和各类别需求对应的服务质量和效率指标，结果如表 2.9 所示。无论需求是否分类，需求平均等待时间都在 32 小时左右。但是，不考虑需求类别，整体需求的服务效率（表 2.9 中的比值）等于不稳定需求，低于块状需求。因为缓慢需求是高度间歇性的，所以该需求类型有着最低的服务效率，取值接近 1。在效率方面，块状需求优于其他类别需求。为了进一步分析服务的特点，本书还计算了每周需求间的平均间隔和间隔的平均长度。整体和各类型需求一周内大约有一个需求间的间隔，且平均间隔长度为 1.74~6.72 天。

表 2.9 实际的远程会诊服务质量和效率

服务质量和效率指标	需求			
	整体	不稳定	块状	缓慢
需求平均等待时间/h	31.78	30.86	32.82	33.33
平均需求天数（MDD）	275.40	533.86	349.65	113.74
平均服务天数（MSD）	195.79	377.43	231.71	96.74
比值 = MDD/MSD	1.41	1.41	1.51	1.18
每周需求平均间隔数/个	1.17	0.99	1.52	0.96
需求平均间隔天数/天	4.18	1.74	2.37	6.72

为分析远程会诊服务质量和效率存在的不足之处，本章考虑固定策略下远程会诊的服务并计算服务质量和效率指标。固定策略有着每周固定的服务次数和服务时间。固定策略根据表 2.9 中的平均服务天数制定每周固定的服务次数。固定策略下每周服务次数是固定的，从而产生等于每周服务次数乘以周数的理想服务次数。观察期共有 99 周，包含 2 个春节和 2 个国庆节，共 4 个 7 天假期。由于假期远程会诊需求几乎为零，因此有效服务时长为 95 周，提供服务的周数为 95。等待时间取决于需求到达时间和

服务提供时间。考虑图2.6(a)和(b)远程会诊需求到达和服务提供的时间分布,为简化计算,对于一般工作日,固定策略将下午5:00设置为服务时刻来计算等待时间,将周六的服务时刻设置为中午12:00。同时,固定策略还根据图2.6(c)中远程会诊每周需求分布确定服务日。一般来说,远程会诊在需求较多的当天提供,以减少需求的等候时间。例如,在每周两次服务的固定策略下,将服务安排在需求较多的周一和周三,以获得更短的需求平均等待时间。

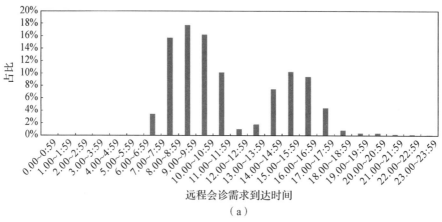

(a)

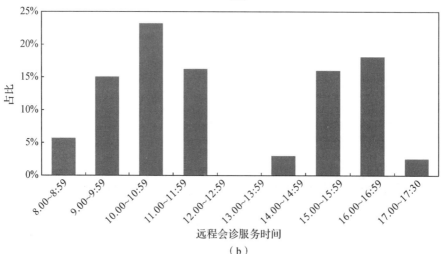

(b)

图2.6 远程会诊服务和需求的统计分布

(a)远程会诊需求到达时间的分布;(b)远程会诊服务时刻的分布

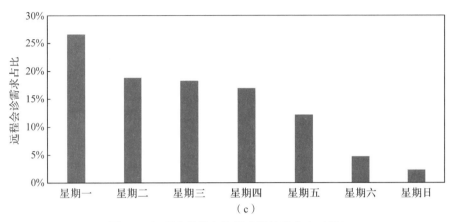

图 2.6 远程会诊服务和需求的统计分布（续）
(c) 远程会诊需求量的周内分布

固定策略下的远程会诊服务质量和效率指标计算结果如表 2.10 所示。观察比较表 2.9 和表 2.10 中的结果，固定策略下，需求分类前后的服务质量和效率计算结果存在较大的差异，可以得到不同的服务分析结果。在不进行需求分类的情况下，远程会诊的实际需求平均等待时间为 31.78 小时，接近固定策略下的 33.14 小时；平均服务日为 196 天，接近理想的 190 天。这些结果表明未进行需求分类的远程会诊的服务质量和效率水平接近固定策略下的理想水平，可以认为远程会诊的服务质量和效率暂无需要改进之处。但是，需求分类后，对于不稳定型需求，虽然实际的平均服务天数（377.43）与理想的服务天数相当，但实际的需求平均等待时间比理想的需求平均等待时间长 21.71 小时，几乎是理想平均等待时间的 3.4 倍。因此，改善不稳定需求科室会诊服务的重点是减少需求平均等待时间。对于块状型需求，实际服务天数（231.71）低于固定 3 次/周服务策略的理想服务天数（285），高于固定 2 次/周策略理想服务天数（190）。与采用 3 次/周服务策略和 2 次/周服务策略相比，块状需求实际需求平均等待时间分别增加了 15.41 小时和 3.36 小时。因此，对块状型需求科室会诊服务的改进是同时减少服务天数和需求平均等待时间。对于缓慢型需求，实际服务质量和效率与固定策略下的理想水平相当。但如果固定策略的服务时间被安排在需求到达的当天，则可以进一步降低理想的平均等待时间。因此，对于缓慢型需求，可制定尽快进行远程会诊的调度策略。

表 2.10　固定策略下的远程会诊服务质量和效率

服务质量和效率指标	需求				
	整体	不稳定	块状	块状	缓慢
需求平均等待时间/h	33.14	9.15	17.41	29.46	29.44
固定服务次数策略/(次·周$^{-1}$)	2	4	3	2	1
理想服务天数/天	190	380	285	190	95
服务时间	星期三 星期五	星期一 星期四 星期六	星期一 星期三 星期五	星期二 星期四	需求到达的第二天

综上，需求分类前的服务质量和效率分析结果显示，当前远程会诊服务质量和效率与固定策略下的理想水平相当，无须改进；而需求分类后的分析结果显示，不同需求类型的临床科室远程会诊服务存在不足之处，服务质量和效率存在可改进的空间。需求分类前后的服务质量和效率分析结果不同，说明了需求分类对远程会诊运营管理的必要性，也说明了所提出的集成层次聚类方法对远程会诊需求分类的有效性。

2.4　本章小结

为提升远程会诊的服务管理能力，本章采用集成层次聚类方法对临床科室远程会诊需求时间序列进行了分类，并对需求分类前后的服务效率和质量进行了分析。为了获得有效的科室需求分类结果，本章提出的集成层次聚类方法使用了六个分类属性组和四种层次聚类方法，生成了多样的单聚类结果，然后在单聚类结果的集成过程中使用了独热编码、余弦相似度计算、k 均值聚类方法和网络图表示。以实际的远程会诊数据为样本数据，以传统分类和单聚类方法为基准方法，以传统需求预测方法的远程会诊需求预测结果为依据，实证结果验证了所提出的集成层次聚类方法在远程会诊需求分类问题上的有效性。

利用所提出的方法，远程会诊需求时间序列被分为五组，属于三种类别：不稳定的、块状的、缓慢的。通过比较未进行需求分类和需求分类后的服务效率和质量分析结果，证明了需求分类对远程会诊运营管理的必要性。后续需求预测和服务动态调度研究可基于本章的需求分类结果及服务质量和效率分析结果来进行。需求预测研究可基于需求类型筛选合适的预测方法，服务调度研究可基于服务质量和效率的分析结果制定调度模型的优化目标。

第 3 章　基于需求类型和间歇性特征的远程会诊需求预测

3.1　问题背景

为了提高运营管理水平，资源的合理配置和服务的调度优化至关重要。为此，准确的需求预测结果有助于减少供需失衡，从而提高资源使用效率，提升服务调度优化水平。医疗领域的需求预测研究主要包括门诊需求预测、急诊需求预测和医院总需求预测。现有文献中有关远程会诊需求预测的研究较少，尚未报道有关基于需求类型和考虑需求间歇性特征的临床科室远程会诊日需求预测研究成果。由于临床科室远程会诊需求存在多个类型，不同类型的需求时间序列适合的预测模型不同。因此，本章为不同类型的远程会诊需求选择合适的预测方法，以获得准确的需求预测结果。同时，远程会诊需求存在明显的间歇性特征。间歇性特征已成为需求预测问题中模型构建的重要考虑因素。因此，本章基于需求间歇性特征选择合适的预测模型结构，以进一步提升远程会诊需求预测性能。

间歇性需求存在多个零需求的阶段，导致间歇性预测比其他一些时间序列预测更具挑战性。用于间歇性需求预测的方法可分为传统预测方法和机器学习预测方法。传统间歇性需求预测方法包括 Croston 方法，以及由 Croston 衍生出来的 SBA 方法和 TSB 方法。这些衍生方法已被证明能在间歇性需求预测任务上取得领先的预测性能。为了提升预测性能，学者们将机器学习方法应用于间歇性需求预测任务，试图改进传统预测方法获得的常量值结果。比如，Kourentzes 提出一种神经网络方法来预测间歇性需求。由于神经网络允许在非零需求和需求间隔之间交互建模，且能输出动态的预测结果,从而改进了获得常量的 Croston 方法的预测结果。Nikolopoulos 等在少量数据、短时间序列的情况下应用最近邻方法实现了供应链管理中间歇性需求的预测,提升了库存管理水平。

为在需求类型和间歇性特征驱动下获得更为准确的远程会诊日需求预测结果,本书为不同类型的远程会诊需求筛选合适的预测方法。本书远程会诊需求预测研究的主要贡献总结如下:第一,本书考虑不同疾病的远程会诊需求,为各临床科室构建了短期远程会诊需求预测模型。第二,本书基于需求类型分析比较不同预测方法对不同类型远程会诊需求的预测性能,并根据预测性能的显著差异为远程会诊需求预测筛选了合适的预测方法,对获得准确的远程会诊需求预测结果具有重要意义。

3.2 方法模型

本节重点介绍本书主要使用的支持向量回归预测方法。支持向量回归(Support Vector Regression,SVR)模型使用支持向量机(Support Vector Machine,SVM)模型来拟合曲线,做回归分析。分类和回归问题是有监督机器学习中最重要的两类任务。与分类的输出是有限个离散值不同,回归模型的输出在一定范围内是连续的。SVR 可以看作 SVM 从分类任务向回归任务的扩展,即 SVM 是 SVR 的基础模型。因此,在介绍 SVR 模型之前,首先对 SVM 模型进行介绍。

SVM 分类算法旨在为给定样本集找到一个分类平面,将不同类别的样本尽可能完全地分隔在两侧,从而达到分类的目的。SVM 既可以解决二分类问题,也可以通过不断拆分为子二分类问题来解决多分类问题。图 3.1 描述了支持向量机的基本原理。

图 3.1 中间的实线表示用于分类的超平面,可通过式(3-1)所示的线性方程来描述:

$$\boldsymbol{w}^{\mathrm{T}}\boldsymbol{x} + b = 0 \tag{3-1}$$

其中,决定超平面方向的是法向量 $\boldsymbol{w} = (w_1, w_2, \cdots, w_d)$;决定超平面和原点之间距离的是位移项 b。针对分类问题,如果超平面 $(\boldsymbol{w}, b)$ 能正确分类样本,则对于样本集有:当样本标签 $y_i = +1$,则 $\boldsymbol{w}^{\mathrm{T}}\boldsymbol{x} + b > 0$;当样本标

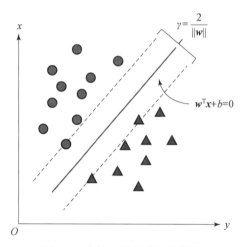

图 3.1 支持向量机的二维实例

签 $y_i = -1$，则有 $\boldsymbol{w}^T\boldsymbol{x} + b < 0$。令

$$\begin{cases} \boldsymbol{w}^T\boldsymbol{x} + b \geq +1, y_i = +1 \\ \boldsymbol{w}^T\boldsymbol{x} + b \leq +1, y_i = -1 \end{cases} \quad (3-2)$$

式（3-2）中仅取等号时可以得到图 3.1 中超平面两边的黑色虚线。黑色虚线上距离超平面最近的这几个训练样本点使式（3-2）中的等号成立，被称作支持向量。两个不同类支持向量到超平面的距离之和称为间隔。图 3.1 和式（3-2）所示例的间隔为：

$$\gamma = \frac{2}{\|\boldsymbol{w}\|} \quad (3-3)$$

SVM 算法的训练目标是最大化式（3-3）所定义的间隔，即最大化 $\|\boldsymbol{w}\|^{-1}$，等价于最小化 $\|\boldsymbol{w}\|^2$。因此可得到如式（3-4）和式（3-5）所示的 SVM 基本型：

$$\min \frac{1}{2}\|\boldsymbol{w}\|^2 \quad (3-4)$$

$$\text{s. t. } y_i \quad (3-5)$$

如果将 SVM 用于拟合回归模型，便可以得到 SVR 算法。SVR 的研究始于 Drucker 等，然后由 Smola 和 Schölkopf 给出了一个更为全面的介绍和分析。SVR 模型旨在通过训练学习得到如式（3-6）所示的回归模型。对于给定的样本，传统回归模型通常以模型输出值与真实值之间的差别为损失,而 SVR 假设存在一个能衡量模型输出值与真实值差别的可以容忍的偏差 ε。当模型输出 $f(\boldsymbol{x})$ 与真实值之间的差别大于 ε 时才计算损失。如图 3.2 所示,SVR 以 $f(\boldsymbol{x})$ 为中心构建了宽度为 2ε 的间隔区域,若训练样本落入此间隔区域,则认为是预测正确的,反之则预测错误。

$$f(\boldsymbol{x}) = \boldsymbol{w}^{\mathrm{T}}\boldsymbol{x} + b \qquad (3-6)$$

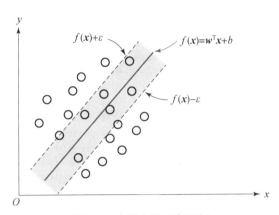

图 3.2 支持向量回归示例

根据上述描述,SVR 的训练问题可形式化为:

$$\min_{\boldsymbol{w},b} \frac{1}{2} \|\boldsymbol{w}\|^2 + C \sum_{i=1}^{m} l_{\varepsilon} f(\boldsymbol{x}_i) - y_i \qquad (3-7)$$

其中,C 为正则化常数,l_{ε} 是量化损失的不敏感损失函数,y_i 是样本真实值。

3.3 数值实验

为了验证模型选择的有效性和所构建的分层模型的优越性,数值实验以实际远程会诊需求数据作为样本数据。第 3.3.1 节介绍了数据集,第 3.3.2 节介绍了实验设计,第 3.3.3 节呈现了实验分析结果。

3.3.1 数据集

本章研究选择了与第 2 章研究相同的样本数据,即编号 1~43 科室的真实远程会诊需求数据,其中科室 1~7 的需求属于不稳定型的远程会诊需求,科室 8~24 的需求属于块状型,科室 25~43 的需求属于缓慢型。为验证预测模型的性能，本章构建了两个数据集，用于数值实验，分别记为数据集 1 和数据集 2。两个数据集训练集和测试集的划分以及对应的具体时间范围如表 3.1 所示。第 1 周对应 2018 年 1 月 1—7 日，其他周数据的时间范围以此类推。

表 3.1　远程会诊需求预测实验数据集

数据集划分	数据集 1	数据集 2
训练集	1~16 周	1~76 周
测试集	17~20 周	77~80 周

表 3.2 呈现了从日周期分解到半日周期，远程会诊需求时间序列中零需求的占比情况。零需求占比通常可用于衡量需求序列间歇性的大小。从表 3.2 中零需求占比可知，当需求序列观察单位从日分解为半日时，需求的间歇性会上升。其中，对于不稳定型需求（科室 1~7），零需求占比增长幅度较大，接近 2 倍，需求间歇性增长较大。对于缓慢型需求（科室 25~43），零需求占比增长幅度较小，整体涨幅值为 5.0%~11.5%。

表 3.2　远程会诊需求的间歇性变化

科室编号	零需求占比		科室编号	零需求占比	
	日	半日		日	半日
1	11.6%	22.3%	11	41.5%	60.7%
2	12.0%	21.9%	12	40.1%	61.2%
3	18.7%	32.1%	13	41.8%	61.9%
4	19.9%	34.9%	14	51.7%	70.7%
5	23.7%	39.8%	15	66.4%	76.8%
6	23.6%	41.4%	16	42.7%	64.0%
7	24.0%	43.8%	17	43.5%	64.0%
8	32.2%	50.8%	18	52.4%	69.5%
9	34.2%	53.3%	19	45.4%	66.4%
10	32.7%	53.2%	20	49.4%	68.5%

续表

科室编号	零需求占比		科室编号	零需求占比	
	日	半日		日	半日
21	49.8%	68.4%	33	81.6%	90.3%
22	48.6%	67.5%	34	84.0%	91.4%
23	60.3%	75.8%	35	84.0%	91.7%
24	65.2%	79.5%	36	85.7%	92.2%
25	73.3%	84.3%	37	86.3%	93.0%
26	74.2%	85.6%	38	86.6%	92.9%
27	76.3%	87.1%	39	86.8%	92.9%
28	75.4%	86.9%	40	86.9%	92.9%
29	80.2%	89.4%	41	88.3%	94.0%
30	79.6%	89.1%	42	89.5%	94.5%
31	81.8%	89.9%	43	90.1%	95.1%
32	81.8%	90.0%			

3.3.2 实验设计

（1）变量的构建。

远程会诊总需求存在明显的假期效应，为获得更为准确的需求预测值，本书构建了与假期相关的变量。本书使用与远程会诊总需求预测研究中相同的假期相关变量，如表3.3所示。

表3.3 用于远程会诊需求预测的假期相关变量

变量	取值
星期	1~7
是否假期	0，1
假期长度	3，4，7
假期前第二天	0，1

续表

变量	取值
假期前第一天	0，1
假期后第一天	0，1
假期调整为工作日	0，1

除了上述的假期相关变量，考虑远程会诊存在的周期性，本书在多变量预测模型中还使用了 7 天的历史需求值。远程会诊的总需求随日期变化如图 3.3 所示，呈现出 7 天的周期性。

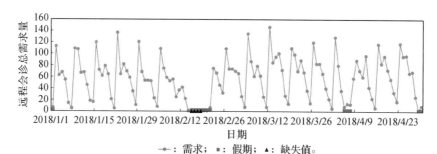

图 3.3　远程会诊需求量随时间的变化

（2）缺失值的处理。

从图 3.3 中还可以看出，远程会诊需求存在 0 值缺失，特别是假期期间和假期附近。考虑大部分科室需求存在的较大间歇性，为避免假期造成的需求 0 值缺失或需求不规则变化对模型学习效果的影响，本书将长度为 7 天的假期相关数据进行删除，不仅刚好对应需求变化的周期，又避免了这些缺失值和不规则变化对模型学习效果的影响。其他缺失值将由 0 进行填充。

（3）性能评估和统计检验。

模型预测准确性通过平均绝对误差（MAE）进行了评估，如式（3-8）所示。

$$\text{MAE} = \frac{1}{N}\sum_{t=1}^{N}|x_t - \hat{x}_t| \qquad (3-8)$$

其中，x_t 是真实值，$\hat{x}_t$ 是预测值，N 是预测样本的大小。

为提供模型预测性能比较的统计证据，在 MAE 上引入了 Diebold‐Mariano（DM）检验，以识别模型中的显著预测差异。DM 检验在假设两个预测模型之间的性能误差为 0（原假设）的情况下确定两个模型之间预测性能是否存在显著差异。在此假设下，DM 遵循标准正态分布。因此，如果 $|DM|>z_{\frac{\alpha}{2}}$，则预测之间存在具有显著性为 α（本书研究取 $\alpha=0.1$）的显著差异，其中 $z_{\frac{\alpha}{2}}$ 是标准正态分布的双尾临界值。在正态分布检验统计中，±1.65 是识别 0.1 显著性的阈值。负统计值意味着基准模型的 MAE 低于测试模型，基准模型优于测试模型。正统计值意味着测试模型优于基准模型。

（4）预测模型。

为比较不同类型模型对远程会诊需求预测的性能，本书共使用了 10 种预测方法构建预测模型，可分为四组。间歇性需求预测方法：Croston，SBA 和 TSB。连续性需求预测方法：指数平滑（SES）和自回归整合移动平均（ARIMA）。机器学习线性方法：线性回归（LR）和 K 近邻（KNN）。机器学习非线性方法：决策树（DT）、支持向量回归（SVR）和神经网络（NN）。

本章构建的传统间歇性需求预测方法（Croston，SBA，TSB）和传统连续性需求预测方法（SES，ARIMA）是通过 R 统计计算语言编程实现的，其中 Croston，SBA，TSB 和 SES 使用了 tsintermittent 包，ARIMA 使用了 forecast 包。如未特别强调，其他模型由 Python3.8 编程实现。

3.3.3 实验分析结果

本节对数值实验结果进行分析，首先是不同类型远程会诊需求的预测性能，比较的是不同预测模型在不同类型远程会诊需求上获得的日需求预测结果；然后是分层模型的预测性能，比较的是分层模型与单模型的预测结果，并分析总结构建分层预测模型的前提条件；最后是提前多步的需求预测结果，比较的是所有预测模型的提前多步远程会诊需求预测性能，以进一步显示分层模型在远程会诊需求预测问题上的性能优势。

（1）不同类型远程会诊需求的预测性能。

为筛选出合适的远程会诊需求预测方法，本书基于四组预测方法为三类远程会诊需求构建了预测模型。以数据集 1 为例，表 3.4 展示了远程会诊需求预测性能 MAE。从表 3.4 的预测结果比较分析可得，四组十个预测模型中，没有一个模型能在所有科室上获得持续最优的需求预测性能。从总体上进行比较，就远程会诊需求预测而言，机器学习模型获得的最优预测性能要多于传统间歇性和连续性需求预测模型。因此，机器学习模型要优于传统间歇性和连续性需求预测模型。

表 3.4 远程会诊需求预测性能 MAE

科室	预测模型									
	Croston	SBA	TSB	SES	ARIMA	LR	KNN	DT	SVR	NN
1	5.9	5.7	5.9	5.8	5.6	4.2	4.8	5.0	5.2	3.8
2	4.5	4.3	4.3	4.3	3.8	3.0	3.5	3.6	3.5	3.3
3	4.1	4.1	4.1	4.1	4.1	3.5	3.6	3.2	3.6	3.0
4	3.5	3.5	3.5	3.5	3.6	2.8	3.3	3.0	3.2	3.7
5	2.3	2.3	2.3	2.3	2.0	1.7	2.0	2.6	1.8	1.9
6	1.8	1.8	1.8	1.8	1.8	1.3	1.8	1.9	1.6	1.7
7	2.0	2.0	2.0	2.0	1.9	1.5	1.6	1.8	1.6	1.8
8	1.9	1.9	1.9	1.9	1.7	1.5	1.8	2.7	1.7	1.8
9	1.4	1.4	1.4	1.4	1.3	1.2	1.0	1.3	1.1	1.2
10	1.2	1.2	1.2	1.2	1.2	1.2	1.2	1.1	1.1	1.2
11	1.3	1.3	1.3	1.3	1.3	1.4	1.2	1.5	1.5	1.8
12	1.2	1.2	1.2	1.2	1.1	1.0	1.0	1.1	0.8	1.1
13	1.1	1.1	1.1	1.1	1.2	1.2	1	1.7	1.0	1.4
14	1.5	1.5	1.5	1.5	1.6	1.5	1.7	1.6	1.5	2.2
15	2.5	2.5	2.5	2.5	2.6	2.3	2.6	2.8	1.9	3.1
16	1.1	1.1	1.1	1.1	1.1	1.0	1.3	1.6	1.2	1.1
17	0.8	0.8	0.8	0.8	0.8	0.8	0.8	1.1	0.7	0.7
18	1.5	1.5	1.5	1.5	1.5	1.6	1.4	1.3	1.4	1.4
19	1.0	1.0	1.0	1.0	0.9	1.1	0.8	0.9	0.8	0.9

续表

科室	预测模型									
	Croston	SBA	TSB	SES	ARIMA	LR	KNN	DT	SVR	NN
20	1.1	1.1	1.1	1.1	1.1	0.9	0.9	0.8	0.9	1.0
21	0.8	0.8	0.8	0.8	0.8	0.9	0.9	1.1	0.8	0.8
22	0.6	0.6	0.6	0.6	0.6	0.7	0.6	0.9	0.6	0.6
23	0.9	0.9	0.9	0.9	0.9	0.9	1	0.8	0.9	1.0
24	0.7	0.7	0.7	0.7	0.7	0.6	0.7	1.0	0.7	0.8
25	0.5	0.5	0.5	0.5	0.5	0.5	0.5	0.5	0.4	0.5
26	0.5	0.5	0.5	0.5	0.5	0.5	0.5	0.6	0.4	0.5
27	0.8	0.8	0.8	0.8	0.8	0.8	0.7	0.6	0.6	1
28	0.5	0.5	0.5	0.5	0.5	0.5	0.5	0.5	0.4	0.4
29	0.7	0.7	0.7	0.7	0.7	0.7	0.8	0.9	0.5	0.8
30	0.5	0.5	0.5	0.5	0.5	0.4	0.5	0.5	0.4	0.5
31	0.3	0.3	0.3	0.3	0.3	0.3	0.3	0.3	0.2	0.3
32	0.2	0.2	0.2	0.2	0.2	0.2	0.2	0.2	0.2	0.2
33	0.5	0.5	0.5	0.5	0.4	0.4	0.5	0.7	0.4	0.4
34	0.4	0.4	0.4	0.4	0.4	0.3	0.3	0.4	0.3	0.4
35	0.3	0.3	0.3	0.3	0.4	0.4	0.3	0.3	0.2	0.4
36	0.3	0.3	0.3	0.3	0.3	0.3	0.3	0.4	0.2	0.3
37	0.2	0.1	0.1	0.1	0.2	0.2	0.2	0.2	0.1	0.2
38	0.4	0.5	0.4	0.4	0.4	0.5	0.4	0.8	0.3	0.5
39	0.3	0.3	0.3	0.3	0.3	0.3	0.4	0.3	0.3	0.3
40	0.2	0.2	0.2	0.2	0.2	0.3	0.2	0.3	0.2	0.2
41	0.3	0.2	0.2	0.3	0.3	0.3	0.3	0.3	0.2	0.3
42	0.3	0.3	0.3	0.3	0.3	0.3	0.3	0.5	0.2	0.4
43	0.1	0.1	0.1	0.1	0.1	0.2	0.1	0.2	0.1	0.2

为进一步分析预测性能的差异，本书分别对不同类型需求的预测结果进行了单独分析。为此，本书分别对三种类型远程会诊需求的预测性能MAE进行了DM检验，数据集1的DM检验结果如表3.5～表3.7所示。呈现DM检验结果的表中，竖向是检验模型劣于对应基准模型的次数，横向是基准模型优于对应检验模型的次数，空值表示零次。此外，还统计了各个模型取得最优预测性能的次数。

从表3.5求预测性能MAE的DM检验结果可获得以下四个发现：第一，传统间歇性和连续性需求预测模型之间预测性能差异的显著性较小，预测性能的显著差异次数仅有7次。第二，LR模型更适合不稳定型远程会诊需求的预测。LR模型能显著优于其他模型30次，并在7个科室的需求预测中取得了5个科室的最佳预测性能，同时，其他模型不能显著优于LR模型。因此LR模型可作为不稳定型远程会诊需求预测的推荐方法。第三，在机器学习非线性预测方法组中，SVR模型能够优于DT和NN。尽管NN取得了2个科室的最优性能，但是它和SVR之间的预测性能无显著差异，且SVR显著优于其他模型的次数要高于NN。第四，在所有模型当中，不推荐DT模型作为远程会诊需求预测方法。因为DT模型不能显著优于其他模型，且多次劣于其他模型。

表3.5　不稳定型远程会诊需求数据集1上预测性能MAE的DM检验结果

基准模型	检验模型									显著优于	最优性能
	Croston	SBA	TSB	SES	ARIMA	LR	KNN	DT	SVR	NN	
Croston		1									1	
SBA			1	1				1			3	
TSB												
SES								1			1	
ARIMA	1	1	1	1				1			5	
LR	5	5	5	5	5		1	2	1	1	30	5
KNN					2			1			3	
DT												

续表

基准模型	检验模型									显著优于	最优性能
	Croston	SBA	TSB	SES	ARIMA	LR	KNN	DT	SVR	NN	
SVR	4	3	3	3	2		2			17	
NN	1	1	1	1	2			1		7	2

从表 3.6 中块状型需求预测性能 MAE 的 DM 检验结果可获得以下三个发现：第一，与不稳定需求相比，对于间歇性增加的块状型需求，传统间歇性需求预测方法之间差异显著性仍然较小，但是能够多次显著优于 KNN、DT 和 NN 三种机器学习模型。第二，SVR 更适合块状型远程会诊需求的预测。即使 SVR 有少量情况劣于 LR 和 KNN，但是它能多次显著优于传统预测模型，并获得了最多的最优性能。第三，KNN、DT 和 NN 不适合块远程会诊块状型需求的预测。特别是 DT，多次显著劣于其他所有模型，显著劣于其他模型次数高达 77 次。

表 3.6 块状型远程会诊需求数据集 1 上预测性能 MAE 的 DM 检验结果

基准模型	检验模型										显著优于	最优性能
	Croston	SBA	TSB	SES	ARIMA	LR	KNN	DT	SVR	NN		
Croston					1		2	9		4	16	
SBA	1		2		1		2	9		4	19	
TSB				1	1		2	9		4	17	
SES			1		1		2	9		4	17	
ARIMA	1		1	1			2	9		3	16	
LR	1	1	1	1	2		3	8	1	5	23	3
KNN	1	1	1	1	2	1		9	2	3	21	3
DT									1		1	3
SVR	4	4	4	4	3	3	3	10		3	38	8
NN					1			6			7	1

从表 3.7 中缓慢型需求预测性能 MAE 的 DM 检验结果可获得以下三个发现：第一，与块状型需求相比，对于间歇性进一步增加的缓慢型需求，传统间歇性需求预测方法之间差异显著性有所增加。其中，SBA 模型能够更多地优于其他模型。从整体来看，对于缓慢型需求的预测，传统间歇性和连续性需求预测方法能够显著优于机器学习线性方法和机器学习非线性方法中的 DT 方法。传统模型在缓慢型远程会诊需求预测上较前两种类型的需求预测取得了一定的优势。第二，尽管传统预测方法优势有所上升，但是 SVR 模型的领先优势仍然存在，尽管不能显著优于传统间歇性预测模型，但是能够取得 19 个科室中 17 个科室的最佳预测性能，且没有其他模型能够显著优于 SVR。因此，对于缓慢型远程会诊需求的预测，SVR 模型可作为推荐方法。第三，DT 模型在缓慢型远程会诊需求预测上仍然获得了最多的显著劣于其他模型的次数，仍然是不推荐的预测方法。

表 3.7　缓慢型远程会诊需求数据集 1 上预测性能 MAE 的 DM 检验结果

基准模型	检验模型									显著优于	最优性能
	Croston	SBA	TSB	SES	ARIMA	LR	KNN	DT	SVR	NN		
Croston			1	1	7	3	6	8		4	30	
SBA			4	3	6	3	6	9		4	35	
TSB	1	1			1	4	4	6	9	4	30	
SES	1	1				3	3	6	9	4	27	
ARIMA	2	1		1			2	6	9	2	23	
LR							1	7		2	10	
KNN								6		1	7	1
DT										1	1	1
SVR					2	3	7	8		5	25	17
NN							2	7			9	

数据集 2 上预测性能 MAE 的 DM 检验结果与数据集 1 上的类似。综合不同类型远程会诊需求的预测性能结果可得：对于不稳定型远程会诊需求

预测，首先推荐 LR 方法，然后是 SVR 方法，不推荐传统间歇性和连续性需求预测方法；对于块状型和缓慢型远程会诊需求，推荐 SVR 方法；对于三种类型的远程会诊需求，不推荐 DT 方法。

（2）提前多步远程会诊需求预测性能。

为进一步分析推荐的 LR，SVR 模型的优越性，本书还对提前 2 步和 4 步的远程会诊需求预测性能 MAE 进行了 DM 检验，结果如表 3.8 和表 3.9 所示。从表 3.8 和表 3.9 中可得出以下主要结论：就单模型而言，SVR 模型表现性能最佳，在提前 2 步和 4 步的远程会诊需求预测结果中获得了最多的显著优于其他模型的次数和最少的显著劣于其他模型的次数。因为没有考虑需求类型进行分析比较，所以整体上 SVR 模型优于 LR 模型。回顾第（1）部分考虑需求类型的远程会诊需求预测分析结果，在间歇性更高的远程会诊需求预测中，SVR 模型优于 LR 模型。而间歇性更高的块状型需求和缓慢型需求的数量要高于不稳定型需求，所以不考虑需求类型时，SVR 模型获得的显著优于其他模型次数多于 LR 模型，整体上优于 LR 模型。

表 3.8　提前 2 步远程会诊需求预测性能 MAE 的 DM 检验结果

基准模型	检验模型										显著优于
	Cro.	SBA	TSB	SES	ARI.	LR	KNN	DT	SVR	NN	
Cro.		6	2	2	6	4	9	19		14	62
SBA	1		1	1	1	2	6	19		14	45
TSB	2	8		4	4	4	4	19		14	64
SES	1	6	3		3	4	9	20		14	60
ARI.	2	4	4	3		3	5	17		12	50
LR	5	8	5	4	5		5	20	2	16	70
KNN	2	3	2	2	2	2		21	2	10	46
DT	1	1	1	1						17	21
SVR	7	10	8	7	6	7	13	24			82
NN	1	1	1	1	1			8			13
显著劣于	22	47	27	25	28	26	56	167	4	111	

表 3.9 提前 4 步远程会诊需求预测性能 MAE 的 DM 检验结果

基准模型	检验模型										显著优于
	Cro.	SBA	TSB	SES	ARI.	LR	KNN	DT	SVR	NN	
Cro.		6	4	5	5	4	6	14		9	53
SBA	1		1	2	1	2	6	14		8	35
TSB	1	5			2	3	5	13		9	38
SES	2	4	2		2	4	6	15		10	45
ARI.	2	2	1	4		2	7	13		10	41
LR	7	8	7	8	5		9	17	2	12	75
KNN	1	2	1	1	2	1		13	1	10	32
DT	1	1	1	1	1				1	2	8
SVR	6	8	7	6	7	7	10	17		15	83
NN	2	2	1	1	2		1	10			19
显著劣于	23	38	25	28	27	23	50	126	4	85	

综合上述实验结果，本章的主要结论如下：对于不稳定型远程会诊需求，推荐使用 LR 方法构建预测模型；对于间歇性增加的块状型和缓慢型远程会诊需求，推荐使用 SVR 方法构建预测模型；对于远程会诊需求预测，不推荐使用 DT 方法构建预测模型。

3.4 本章小结

为获得不同疾病短期远程会诊需求的准确预测结果，本章考虑需求类型和需求间歇性特征进行了临床科室远程会诊日需求预测研究。本章基于第 2 章的需求分类结果，为不同类型的需求筛选出合适的预测方法以及不合适的预测方法。

以实际远程会诊数据作为样本，利用四组十个单预测模型，数值实验证明了 LR 模型和 SVR 模型更适合远程会诊需求预测，DT 模型不适合远程会诊需求预测。本章研究结果可指导远程会诊需求或其他间歇性需求预测模型的构建，获得准确的需求预测结果。

准确的需求预测结果有利于提高远程会诊的运营管理水平。通过避免供需失衡，需求预测结果可为资源的合理配置和服务的调度优化提供依据。在后续章节的远程会诊动态调度问题中，有限会诊室资源情况下问题的求解将利用需求预测结果构建服务开始时间调整算法，获得改进的调度结果，以提高远程会诊服务质量和效率。

第 4 章　需求间歇性驱动的单科室远程会诊动态调度

4.1　问题背景

由于需求到达的随机性，服务调度优化是实现高水平远程会诊运营管理的重要途径。同时，第 2 章需求序列分类后服务质量和效率分析结果显示，远程会诊的服务质量和效率存在改进空间。因此，供给侧应构建远程会诊调度模型，获得改进的服务调度决策，以提升远程会诊服务质量和效率，促进远程会诊的高质量发展。为此，本章考虑需求的间歇性，从临床科室的角度进行单科室远程会诊动态调度研究。

目前已报道的文献中有关远程医疗或远程会诊调度的研究数量较少。据笔者所知，直接解决远程医疗或远程会诊调度问题的文献主要进行了两个方面的研究。其中，两篇文献同时考虑了远程（线上）和实地（线下）的需求。Erdogan 等基于实际数据的统计分析，通过两阶段随机方法建立对病人进行远程膀胱检查的队列模型，优化远程病人数量和病人类型组合，以降低病人等待时间和医生加班风险。Erdogan 等研究的远程医疗服务更接近门诊服务模式，构建的调度模型与门诊病人调度模型相似性较高，不具备远程医疗预约调度问题的独特性。郭海男等为研究门诊复诊采用远程方式的门诊预约调度优化，运用蒙特卡洛仿真方法分析了远程复诊需求对门诊预约服务系统的影响。数值结果显示，对于门诊服务时长差异较大的科室，线下初诊、远程复诊的运营模式能降低成本、增加收益。

与本章研究最为相关的两篇文献都进行了远程会诊调度优化研究。在远程会诊调度策略比较的研究中，Qiao 等在专家医生可用时间的约束下，以最大化分配到特定时间段医生的数量为目标，利用仿真的方法比较了目前远程中心使用的静态调度策略和提出的主动调度策略的性能，结果显示了主动调度策略的优越性。在远程会诊预约调度研究中，乔岩等在考虑随机服务时长和专家医生到达不守时的情况下，利用随机规划对远程会诊的预约调度进行了优化。数值分析结果表明，在不同的病例数量、各项成本系数下，远程医学中心工作人员应根据实际情况合理地选择调度方案。

尽管已有两个研究对远程会诊预约调度进行了建模优化，但是这两个有关远程会诊预约调度的研究使用的都是更粗糙的医学部划分情况，即合并了细分科室的五大医学部，未考虑实际医院更细化的科室设置情况。科室的粗糙划分情况要求专家医生能进行对应医学部涵盖的所有疾病的诊断和治疗，这与实际情况存在出入。细致的科室划分情况更能代表不同的疾病类型和特征。并且，先前研究未考虑需求和服务的间歇性进行建模。为间歇性需求提供服务，服务供给侧会考虑控制服务次数，以控制服务成本，提升服务效率。因此，尽管现有的研究在远程医疗或远程会诊预约调度上取得了重要成果，但是远程会诊的调度问题仍然可以考虑其实际科室设置情况和调度问题特点进行建模优化。

医疗健康领域的其他服务调度问题已得到广泛研究，例如门诊服务、急诊服务和手术，虽然远程会诊的服务调度可以汲取这些服务现有的有关调度优化的研究成果，但是其调度问题的特点决定了其服务调度研究也是必要的。表 4.1 对远程会诊以及其他三种医疗服务从服务调度问题的角度进行了比较。虽然图 1.1 中显示远程会诊需求侧的直接参与者是基层医生，但是会诊最终的服务对象是基层医院的病人。为方便表述，表 4.1 中调度问题的比较不用基层医生而用病人表示远程会诊需求侧，但后续章节用基层医生代表需求侧以示与其他医疗服务的区别。

表 4.1　四种医疗服务调度问题的比较

调度问题		医疗服务			
		远程会诊	门诊	急诊	手术
描述	病人	未预约	预约、未预约	未预约	转自门诊或急诊
	医生	待调度	已调度	已调度	待调度
	诊室	共享	专用	专用	部分共享

续表

调度问题		医疗服务			
		远程会诊	门诊	急诊	手术
目标	病人	等待时间	等待时间	等待时间、治疗效果	等待时间、过度检查
	医生	服务次数	空闲时间、加班时间	空闲时间、加班时间	加班时间
	诊室	空闲时间	—	—	空闲时间

从表4.1可以看出，远程会诊与其他医疗服务的最大区别在于与医生相关的优化目标。在门诊、急诊、手术服务中，医生相关的优化目标主要是避免医生的空闲时间和控制医生的加班时间。而对于远程会诊来说，专家医生相关的优化目标是控制服务次数。因为目前远程会诊需求存在明显的间歇性，对应的远程会诊也是间歇提供的，可看作由专家医生兼职提供的。这些专家医生在同一工作时间段，要为医院里的实地病人提供医疗服务，还要根据需求前往远程医疗中心提供远程会诊服务，会诊服务存在流动性。因此，为保证实地医疗服务质量，临床科室需要对远程会诊的服务次数进行控制，减少因提供远程会诊带来的实地医疗服务中断次数，减少专家医生往返科室和远程医疗中心的次数。对于临床科室来说，每一次远程会诊只服务一个远程需求的成本太高，会导致远程会诊服务效率低下，不利于远程会诊的可持续发展。因此，从临床科室的角度出发，本章将建立考虑优化专家医生服务次数的远程会诊动态调度模型，以提升远程会诊服务效率。

除考虑不同医疗服务的差异、根据服务特点来构建调度模型，远程会诊的调度研究还应考虑需求到达的特点来选择合适的建模方法。远程会诊需求到达不服从泊松分布，且需求受假期影响明显、存在间歇性，所以远程会诊需求具有高度的不确定性。因此，一个不需要需求到达服从特定统计分布的调度模型更适合远程会诊的调度优化。为此，可以从数据的角度出发解决远程会诊调度问题。在大数据时代，数据分析已经广泛应用于各种优化问题中并呈现出巨大潜力。数据驱动的方法已经成功解决交通、物流、零售、医疗等领域的优化问题。

现有文献中，数据在优化问题中的使用可以分为四种方式。第一种方式是利用数据的预测结果进行决策。在这种方式下，预测结果有三种利用模式：第一种模式是传统的先进行预测得到预测结果，然后再进行决策。第二种模式是直接利用数据预测正确的决策。第三种模式是智能的结合预测和优化的框架（SPO），以降低决策误差。数据用于优化问题的第二种方式是利用所有可获得的数据构建决策框架。例如，在零售行业，零售商可以通过整合地点、人口、环境等信息指导销售以提高利润。第三种方式是对收集到的数据进行统计推断，并将推断的结果带入优化模型中作为部分参数进行求解。在数据驱动的鲁棒优化研究中，数据的价值通常体现在构建了新的不确定集上。第四种方式，也是最直观的使用数据的方式，是基于数据对优化问题进行仿真或模拟。在众多模拟方法中，强化学习通常用于解决复杂环境因素影响的优化问题。强化学习的基本框架是马尔可夫决策过程（MDP）。在一个强化学习的模型中，构建的代理能够根据对环境的观察和收益的评估做出最优动作（决策）。为此，强化学习模型需要充足的数据用于问题环境的建立、决策基础的生成、动作集的构建、经验的生成和学习。

由于有充足的数据支撑，强化学习可以解决复杂的调度问题。现有文献中，强化学习已成功用于解决制造生产、化学生产、电动车充电、急诊病人等调度问题。作为重要的强化学习算法，深度强化学习算法，例如深度 Q 网络（Deep Q - Network，DQN），在处理复杂问题时显示出强大的解决问题能力。Volodymyr 通过结合 Q - Learning 和人工神经网络（ANN）模型构建了 DQN 模型，DQN 中使用的 ANN 模型被用来表示 Q 函数，以处理强化学习算法的不收敛性。此外，DQN 还可以使用记忆复现机制来消除观察的相关性并纠正策略的变化。

综上所述，本章从单个临床科室的角度构建考虑专家医生服务次数的远程会诊动态调度模型，并利用深度强化学习算法对模型进行求解。首先，本研究根据需求的间歇性、服务的流动性和不确定的服务开始时间构建了数据驱动的远程会诊调度模型；然后，为了有效求解，将数据驱动的模型转化成马尔可夫决策（MDP）模型，并使用深度强化学习算法进行模型求解。在求解过程中，为应对状态-动作空间的高维性，在 DQN 中添加半固定策略开发了 DQN-S（Deep Q-Network With a Semi-Fixed Policy）算法。在构建模型和算法后，数值实验使用远程会诊真实数据作为样本数据，利用实际的调度决策和传统 MDP 求解算法价值迭代算法作为调度性能比较对象。实验结果分析了所提出 DQN-S 算法在求解远程会诊动态调度问题上的有效性，获得了多步优化的远程会诊服务开始时间，有利于提升远程会诊的长期服务质量和效率。

本章的远程会诊调度研究主要在建模视角、优化目标和优化方法上不同于之前的相关研究。本研究从临床科室的视角构建了动态的调度优化模型，优化目标涉及专家医生的服务次数，使用的方法是基于数据的深度强化学习方法。不同于之前的远程会诊调度优化研究将科室划分为内科、外科等五个医学部，本研究基于远程会诊实际的临床科室划分情况进行了优化建模。不同于之前的研究利用随机规划的方法获得相对固定的调度策略，本研究基于数据驱动的方法，利用深度强化学习算法所学习的服务调度策略能够随着环境数据的改变而改变，可实现智能化的服务调度。

4.2 问题描述

在构建调度模型之前，本节首先简要回顾远程会诊的服务流程并对调度问题进行描述分析。通常，远程会诊由三方主体参与完成，分别是基层医生、专家医生和远程医疗中心。在接收基层医生提交的申请后，远程医疗中心审核申请并将需求分诊到各临床科室。将需求分诊到临床科室后，临床科室会为需求匹配相应的专家医生，并提供可服务的会诊时间。协调基层医生时间、专家医生时间和会诊室可使用情况，远程医疗中心发布最终会诊时间和地点。对于专家医生来说，远程会诊可服务时间取决于临床科室实地的工作量，可由科室主管决定。本章的服务调度研究从临床科室出发，关注单科室远程会诊服务开始时间的优化，将不考虑基层医生时间限制和下游远程医疗中心会诊室资源的可用情况。

在单科室远程会诊调度模型中，决策是根据需求情况确定一次会诊服务的开始时间。考虑长期服务质量和效率，这是一个多步动态决策过程。如图 4.1 所示，以某临床科室的远程会诊服务为例，需求到达时间为

$\{t_1, \cdots, t_i, \cdots, t_I\}$。会诊服务安排在 $\{d_1, \cdots, d_j, \cdots, d_J\}$，$J \leq I$。在每一次会诊服务安排中，实地调研结果显示，目前国家远程医疗中心给大部分需求预留的服务时长为 10 分钟。由于需求的间歇性，部分工作日不会安排远程会诊服务。因此，远程会诊服务具有更高的间歇性，即 $J < I$，以减少每次会诊服务只服务一个远程需求的高成本情况。对于同样的远程会诊需求到达情况，不同的服务开始时间会直接影响需求的等待时间，会间接影响一段时间内的服务次数，即不同的 J 值大小。

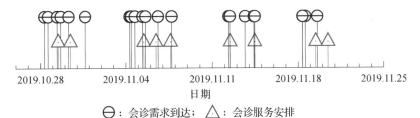

图 4.1 临床科室远程会诊需求到达和服务安排示例

4.3 模型构建

本节首先呈现了数据驱动的单科室远程会诊调度模型，然后介绍由数据驱动调度模型转化而来的基于马尔可夫决策过程（MDP）的远程会诊调度模型。

4.3.1 数据驱动的单科室远程会诊调度模型

远程会诊调度模型构建存在以下几个假设：基层医生一次只能为一个病人申请一个三甲医院临床科室的远程会诊服务，即一个申请中仅包含一个临床科室的远程会诊需求。需求已经被分诊到三甲医院的临床科室，本书重点关注分诊环节之后的服务运营管理。因为病情较为紧急的病人可以申请急诊科室的远程会诊服务，所以在非急诊科室的会诊服务中，需求被服务的顺序是先到先服务。本书构建的调度模型也是面向非急诊科室的。在间歇性需求的条件下，一个科室由一名专家医生为当前所有等待的需求提供远程会诊服务，这一假设并不等同于专家医生服务能力无限大。因为大部分科室在大多数时间的日度需求小于10，如图4.2所示，一名专家医生足以进行会诊服务，即使在日度需求较大的情况下，也可以在当天安排多次会诊服务以满足特定的专家医生服务能力限制。此外，虽然病人和医生的爽约和偏好是医疗服务调度问题中经常被考虑的因素，但是由于目前数据的限制，本书研究暂时不考虑这两个因素对远程会诊调度的影响。对于服务时间的限制是服务必须安排在工作时间段内。由于星期六下午和星期日全天不提供远程会诊服务，因此，本书为不同日期构建了不同的可服务时间集。

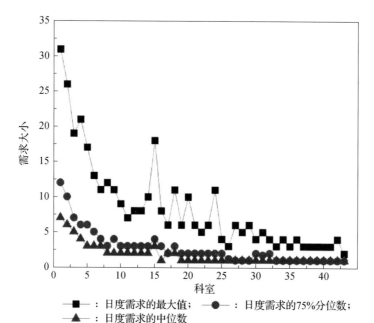

图4.2 临床科室远程会诊日需求大小

对于一个临床科室的远程会诊调度模型，符号规定如下。

集合：$\mathcal{D}$——可提供远程会诊的时间集；

指示量：第i个到达的远程会诊需求$i=1,\cdots,I$；

第j次提供的远程会诊服务$j=1,\cdots,J$；

参数：t_i——需求i到达时间，形成需求到达向量$\boldsymbol{t}=(t_1,t_2,\cdots,t_i,\cdots,t_I)$；

x_i——需求i到达时的环境信息，形成环境信息向量$\boldsymbol{x}=\{x_1,x_2,\cdots,x_i,\cdots,x_I\}$；

w_i——需求 i 的等待时间；

α——远程会诊单次服务成本；

β——两次相邻远程会诊服务的时间间隔。

决策变量：d_j——远程会诊服务开始时间，形成决策向量 $\boldsymbol{d} = (d_1, d_2, \cdots, d_j, \cdots, d_J)$。

为进行数据驱动的远程会诊调度优化，本书在建模过程中使用了经验成本最小化原则。因此，单科室远程会诊调度模型的目标函数不是期望的形式，而是基于样本数据，选择最优决策函数 f^* 以获得最优决策向量，使成本函数 L 取值最小，如式（4-1）所示。

$$f^* = \mathrm{argmin}_{f \in F} L(\boldsymbol{t}, f(\boldsymbol{t}, \boldsymbol{x}), \alpha) = \mathrm{argmin}_{f \in F} L(\boldsymbol{t}, \boldsymbol{d}, \alpha) \qquad (4-1)$$

其中，F 是可能的决策函数集。决策向量 $\boldsymbol{d}$ 由决策函数 f 根据需求的到达和其他相关信息给出，即 $\boldsymbol{d} = f(\boldsymbol{t}, \boldsymbol{x})$。

根据第 2 章需求分类后的服务质量和效率分析结果，成本函数 $L(\boldsymbol{t}, \boldsymbol{d}, \alpha)$ 的定义如式（4-2）所示。式（4-2）表明服务调度成本由需求总等待成本和专家医生总服务提供成本两部分组成。其中，需求的等待成本与需求的等待时间相关。较长的等待时间不仅会降低需求侧的满意度、降低远程会诊服务质量，还会让基层医院的病人选择上级医院的实地医疗服务，造成远程会诊需求的离开，不利于远程会诊的运营管理。所以远程会诊调度模型需要考虑减少需求的等待时间。专家医生服务提供成本与服务次数相关。过多的服务次数会导致过多的实地服务中断次数，导致专家医生过多地往返于科室和远程医疗中心，不利于实地医疗服务质量和远程会诊服务效率，所以调度模型也需要考虑减少专家医生的服务次数。

$$L(\boldsymbol{t}, \boldsymbol{d}, \alpha) = \sum_{i=1}^{I} w_i + \alpha \cdot J \qquad (4-2)$$

在式（4-2）中，不失一般性，将需求的单位等待成本设置成 1，可以通过改变单位服务成本 α 的大小来控制需求等待成本和专家医生服务提供成本两部分成本。J 表示决策向量的长度，即专家医生服务次数。不同的决策函数可能会产生不同的 J 值。过少的专家医生服务次数会增加需求侧的等待时间，不利于服务质量；过多的专家医生服务次数会导致专家医生多次往返于科室和远程会诊中心，影响服务效率。

式（4-2）中需求等待时间的计算依赖于服务开始时间。图 4.3 中呈现了一个计算需求等待时间的例子。因为第一次会诊服务的开始时间大于或等于第一个需求的到达时间,所以第一个需求的等待时间计算为 $w_1 = d_1 - t_1$。其他需求等待时间的计算过程可简述为:通过需求到达时间和服务开始时间的大小比较,用于确定需求到达之后最近的服务开始时间并保留基于该服务开始时间计算的等待时间值。当需求 $i \geqslant 2$ 的到达时间为 t_i 时,需要找到服务开始时间 d_{j-1} 和 d_j 满足 $d_{j-1} < t_i \leqslant d_j$,则 $w_i = d_j - t_i$。为进行决策搜索然后计算等待时间,需要将需求到达时间和服务开始时间进行逐一比较。为判断需求到达时间和服务开始时间的大小,可通过示性函数进行计算,使用的示性函数为:$\mathbb{I}(a) = \begin{cases} 0, & a < 0 \\ 1, & a \geqslant 0 \end{cases}$。以图 4.3 中所示情况为例具体说明需求等待时间的计算过程。根据图 4.3 中所示的时间顺序可得:$d_1 - t_i < 0$,$d_2 - t_i < 0$,$\cdots$,$d_{j-1} - t_i < 0$,$d_j - t_i > 0$,则 $(-(d_1 - t_i))(d_2 - t_i)) < 0$,$\cdots$,$(-(d_{j-1} - t_i)(d_j - t_i)) > 0$,通过示性函数计算可得 $\mathbb{I}(d_1 - t_i) = 0$,$\mathbb{I}(-(d_1 - t_i)(d_2 - t_i)) = 0$,$\cdots$,$\mathbb{I}(-(d_{j-1} - t_i)(d_j - t_i)) = 1$,因此 $w_i = (d_1 - t_i) \cdot 0 + (d_2 - t_i) \cdot 0 + \cdots + (d_j - t_i) \cdot 1 = d_j - t_i$。

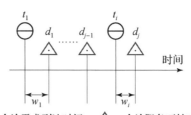

⊖:会诊需求到达时间; △:会诊服务开始时间

图 4.3 需求等待时间计算示例

需求等待时间的计算可归纳为如式(4-3)所示。根据式(4-3)中的计算,有 $w_i \geqslant 0$,且暗含了 $j \leqslant i$,表明了服务次数应该小于等于需求数。

$$w_i = \begin{cases} d_1 - t_1, & i = 1 \\ (d_1 - t_i)\mathbb{I}(d_1 - t_i) + \sum_{j=2}^{i}(d_j - t_i)\mathbb{I}(-(d_{j-1} - t_i)(d_j - t_i)) & i = 2, \cdots, I \end{cases}$$

(4-3)

除了式(4-3),单科室远程会诊调度模型还有三个约束条件,如式(4-4)~式(4-6)所示。

$$J \leqslant I \tag{4-4}$$

$$\alpha > 1 \tag{4-5}$$

$$d_{j+1} - d_j \geq \beta, d_{j+1} \in \mathcal{D}, d_j \in \mathcal{D}, \ j=1,2,\cdots,J-1, \beta>0 \tag{4-6}$$

式（4-4）明确限制了 $J \leq I$，表明总服务次数应该小于等于总需求数。这是合理的，因为一次会诊服务至少服务一个远程需求，没有需求时专家医生无须前往远程医疗中心。极端情况下 $J=I$ 表明总服务次数等于总需求数，每次会诊只服务一个需求。在此情况下，需求侧的等待时间可能会较短，总成本不会太高，但是较多的专家医生服务次数并不是供给侧乐意的结果。在总成本一样的情况下，临床科室更乐意选择服务次数更少的调度方案，以保证临床科室实地医疗服务质量。式（4-5）表明远程会诊单次服务成本大于需求侧单位等待成本，这在专家医生资源稀缺的情况下是合理的。式（4-6）限制了两次相邻远程会诊服务之间应存在时间间隔 $\beta>0$。可服务时间集合 $\mathcal{D}$ 为远程会诊中心的工作时间。

为求解以最小化式（4-2）为目标，约束为式（4-3）~式（4-6）的远程会诊调度模型，需要解决以下三个问题：第一个是需求 i 等待时间 w_i 的计算依赖直至 t_i 的所有决策以及下一次服务时间决策。等待时间的计算存在较多的比较，大多数为计算 w_i 的比较将在计算 w_{i+1} 中重复。因此，为进行更高效的计算，w_{i+1} 可以在 w_i 计算的基础上进行计算，这是一个有序计算的过程。第二个是专家医生服务次数的不确定性。虽然服务次数满足 $J \leq I$，但是不能确定具体大小，增加了模型的复杂度和决策向量的不易理解性。第三个是单科室远程会诊调度旨在通过优化多个服务开始时间，以减少一段时间内由需求等待成本和专家医生服务提供成本组成的总成本，多个服务开始时间决策形成了决策向量。然而，基于样本数据直接对整个决策向量进行优化是比较困难的。因此，为降低问题求解难度，可分别对决策向量中的每个服务开始时间决策进行优化。为解决上述问题，单科室远程会诊调度模型将被转化为马尔可夫决策过程（MDP）。

4.3.2 单科室远程会诊动态调度 MDP 模型

直接求解数据驱动的单科室远程会诊调度模型获得整体优化的决策向量比较困难。因此，本书将该模型转化成基于马尔可夫决策过程（MDP）的调度模型以进行求解。同时，为增加决策向量的可理解性，将 0 元素加入到可服务时间集合 $\mathcal{D}$ 中。

MDP 一般由状态、动作、转移概率和收益表示。因此，为将单科室远程会诊调度模型转化成 MDP 模型，需要定义相应的状态、动作、转移概率和收益。在 MDP 中，关键问题是寻找一个策略可以用于指导某个状态下合适动作的选择。在时间 t，状态 s_t 被观察到，然后可行动作集中的合适动作被选择。选择动作后，s_t 根据转移概率转到 s_{t+1}，同时收到相应的收益 r_t。通过描述状态、动作、转移概率和收益，单科室远程会诊调度的 MDP 模型定义如下。

（1）状态。

对于 t 时刻，一个临床科室的远程会诊服务系统状态 s_t 可以表示为系统中队列的开始时刻。如图 4.4 所示，等待远程会诊服务的需求数量大于 0 的时间段为一个队列。一个队列 q 的开始时间为上一次服务后第一个需求的到达时间 t_i，结束时间对应本次队列的远程会诊的服务开始时间 d_j。系统状态由队列 $q+1$ 开始时间转移到下一个队列 $q+2$ 的开始时间，与之前的队列 $\{1, 2, \cdots, q\}$ 无关，即队列 $q+2$ 的开始时间仅与队列 $q+1$ 的开始和结束时间有关，与之前队列的开始和结束时间无关。因为队列的结束时间对应服务时间，所以队列个数等于服务次数，对应决策向量 $\boldsymbol{d}$ 的长度 J。

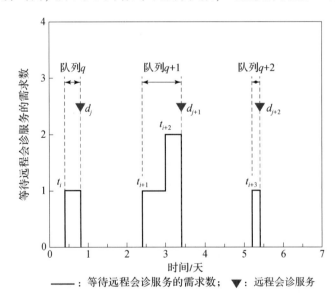

图 4.4 基于 MDP 的单科室远程会诊调度模型的状态示例

（2）动作。

考虑到远程会诊需求存在间歇性，在 MDP 中引入事件触发机制使动作总是在需求到达后立即被选择（Zhao 等）。在队列 q 中某个需求 i 的到达时刻 t_i，决策 $d_j(j \leq i)$ 是从 $\mathcal{D}$ 中选择一个服务时间。为解决决策向量不确定的长度、增加决策向量的可理解性，将 $\{0\}$ 元素加入到可服务时间集合中。$d_j = 0$ 表示不进行会诊服务安排，即等待之后的需求到达进行会诊服务安排决策，或者已经存在一个被安排在 t_i 或 t_i 之后可以为需求 i 服务的远程会诊。由 $\{0\}$ 的定义，决策向量 $\boldsymbol{d} \in R^{1 \times J}$ 可以扩展为 $\boldsymbol{d'} \in R^{1 \times I}$，决策向量的长度变得和需求数量一样，且每一个需求的到达都有一个对应的决策，增加了可理解性。在动作集变为 $\mathcal{D'} = \{0\} \cup \mathcal{D}$，$d_j \in \mathcal{D'}$ 的情况下，原目标函数式（4-2）将变为式（4-7）所示形式。

$$\min \left(\sum_{i=1}^{I} w_i + \alpha \| \boldsymbol{d'} \|_0 \right) \quad (4-7)$$

其中，$\| \boldsymbol{d'} \|_0$ 表示决策向量中的非零元素的个数，即专家医生的服务次数。

（3）转移概率。

转移概率 $p(s_{t+1}, r_t | s_t, d_t)$ 描述 MDP 中状态 s_t 到状态 s_{t+1} 的转移状况。对于单科室远程会诊调度 MDP 模型，系统状态是队列的开始时间。队列之间的转移过程是由当前队列的结束时间转移到下一个队列的开始时间。队列的开始时间是前一次服务结束后第一个需求的到达时刻。但是需求的到达并不服从泊松分布，且存在明显的假期效应、间歇性。因此，准确估计需求到达的分布获得具体的转移概率是困难的。

（4）收益。

调度模型的目标是最小化单科室远程会诊由需求等待成本和专家医生服务提供成本组成的总成本。因此，队列 q 的收益 r_q 可定义为队列中所有需求的等待时间和专家医生服务成本的和的负值，以实现最小化成本与最大化收益的对应关系。r_q 与开始队列的需求 i、队列中包含的其他需求 $\{i+1, \cdots, i+k\}$ 和队列对应的服务开始时间安排决策 $\{d_i, d_{i+1}, \cdots, d_{i+k}\} \subset \mathcal{D'}$ 有关，如式（4-8）所示。

$$r_q = - \sum_{i}^{i+k} (d_q - t_i) - \alpha \quad (4-8)$$

其中，$d_q = \max\{d_i, d_{i+1}, \cdots, d_{i+k}\}$ 对应队列 q 的远程会诊服务开始时间决策，即队列 q 的结束时间。

单科室远程会诊调度模型的目标是最小化由需求等待成本和专家医生服务提供成本组成的总成本，即最大化上述定义的 MDP 模型中的总收益，总收益为各队列收益的和。MDP 模型中的决策 d_q 不仅会影响当前队列的收益 r_q，也会通过影响下一个队列的开始时间而影响未来收益 r_{q+1}。因此，一个具有远见的算法应该用于上述 MDP 模型的求解。此外，由于 MDP 在与环境的交互上存在限制，而远程会诊的需求存在明显的工作日效应和假期效应，因此一个能与环境产生交互的算法更适合于远程会诊 MDP 模型的求解。同时，远程会诊需求的不规则变化使 MDP 状态概率难以进行准确估计。假期附近和假期期间，需求明显变少，且星期一、星期二的需求通常明显多于星期四、星期五的。因此，不要求精确转移概率也是选择远程会诊 MDP 调度模型求解算法的考虑因素。为满足有远见和与环境交互性好的要求、克服 MDP 要求精确转移概率的不足，深度强化学习是一个合适的单科室远程会诊动态调度模型求解算法。深度强化学习算法不仅能够与环境进行很好的交互，还不要求特定的转移概率（He 等）。

4.4 模型求解

本小节介绍用于求解基于 MDP 的单科室远程会诊动态调度模型的两种算法：价值迭代算法和深度强化学习算法。前者是 MDP 的常规求解算法，需要根据状态转移概率构建状态转移矩阵，而后者不要求精确的转移概率，更适合转移概率无法精确估计时问题的求解。考虑远程会诊状态转移概率无法准确估计，价值迭代算法将作为基本算法以显示深度学习算法在远程会诊动态调度问题上的优势。

4.4.1 价值迭代算法

对于一个有限 MDP 模型，假设状态集合 S，动作集合 A 和收益集合 R，并且整个系统的动态特性由对于任意 $s \in S$、$a \in A$、$r \in R$ 和 $s' \in S$ 的四参数概率分布 $p(s', r \mid s, a)$ 给出。为进行求解，动态规划的核心思想是使用价值函数来结构化地组织对最优策略的搜索。动态规划算法通过将贝尔曼方程转化成近似逼近理想价值函数的递归更新公式，从而发现最优策略。由满足贝尔曼最优方程式（4-9）的最优状态价值函数 v_* 可得最优策略 π_*。

$$v_*(s) = \max_a \sum_{s',r} p(s',r|s,a)[r + \gamma v_*(s')] \quad (4-9)$$

将贝尔曼最优方程作为更新规则，价值迭代（Value Iteration，VI）算法在每一次遍历中有效结合了策略评估和策略改进。通常，如果一次遍历中价值函数仅仅有细微的变化，则可以停止算法。

用于单科室远程会诊动态调度 MDP 模型求解的价值迭代算法如算法 1 所示。MDP 状态为系统中队列开始的时间，共计 N 个。与 N 个状态对应的需求分布为 N 个时间段内需求到达的概率，其中，p_1 对应时间段 $[s_1, s_2]$ 内有需求到达的概率。动作的收益由三部分组成：固定的服务成本、需求的直接等待时间和可能的需求等待时间。由于优化目标是最小化服务成本，所以算法 1 中收益以负值形式出现。

算法 1 用于单科室远程会诊动态调度模型求解的 VI 算法

输入：状态 $\{s_1, s_2, \cdots, s_N\}$，需求到达概率 $\{p_1, p_2, \cdots, p_N\}$，阈值 θ，折扣系数 γ，单次服务成本 α，动作集 $\{A_1, A_2, \cdots, A_N\}$

输出：以状态-动作对 $[(s_1, a_1), (s_2, a_2), \cdots, (s_N, a_N)]$ 呈现的最优服务调度策略 π_*

1. 初始化各个状态的价值 $v(s_n) = 0$
2. 循环：
3. $\delta \leftarrow 0$
4.   对每一个状态 s_n 循环：
5. $V \leftarrow v(s_n)$
6.   状态 s_n 对应的动作集 A_n
7.   动作收益 $r = -\alpha - (a - s_n) - \sum_{s_m = s_{n+1}}^{a}(a - s_m) \cdot p_m$
8. $v(s_n) \leftarrow \max_{a \in A_n} \sum_{s_{n'},r} p(s_{n'}', r | s_n, a)[r + \gamma v(s_{n'}')]$
9. $\delta \leftarrow \max(\delta, |V - v(s_n)|)$
10. 直到 $\delta < \theta$
11. 输出确定的 $\pi \approx \pi_*$，令 $\pi(s_n) = \arg\max_{a \in A_n} \sum_{s_{n'},r} p(s_{n'}', r | s_n, a)[r + \gamma v(s_{n'}')]$

4.4.2 深度强化学习算法

为了克服 MDP 在远程会诊动态调度问题上的不足和调度问题中状态-动作空间的高维性,本节构建了深度强化学习(DRL)算法,用于有效求解单科室远程会诊调度模型。构建的 DRL 算法是结合了 Deep Q-Network(DQN)和一个半固定的策略(Semi-Fixed Policy)的 DQN-S 算法。DQN-S 能在状态-动作空间维度减少的情况下,通过内嵌的神经网络有效评估动作价值,并根据所评估的动作价值为会诊服务调度选择最合适的动作,确定合适的服务开始时间。

基于 4.3.2 节描述的 MDP 框架,本小节首先构建了基本的 DQN 模型。利用状态-动作组合 (s,d),DQN 通过 $Q(s,d)$ 函数预测未来的收益以学习最优策略。DQN 通过神经网络拟合如式(4-10)所示的最优动作价值函数 $Q^*(s,d)$。

$$Q^*(s,d) = \max \mathbb{E}(r_t + \gamma r_{t+1} + \gamma^2 r_{t+2} + \cdots | s_t = s, d_t = d, \pi) \quad (4-10)$$

式(4-10)旨在最大化由 γ 折扣的多步收益的和。收益是在动作策略 $\pi = P(d|s)$ 的指导下,由观察到状态 (s) 然后采取动作 (d) 产生。在 DQN 中,使用神经网络估计 $Q^*(s,d)$ 能够解决复杂环境中的学习问题。DQN 还使用了记忆库储存历史状态、动作、状态转移情况,并在拟合神经网络过程中回放历史情况以消除观察的相关性和调整动作策略。

因为在基于 MDP 的远程会诊动态调度模型中,状态是系统中队列的开始时间,决策是队列的会诊服务开始时间。理论上,队列持续时间的任意时刻都可进行服务调度决策,确定服务开始时间。但是为了减少状态-动作空间的维度,可在使用事件触发机制的基础上进一步固定决策时刻。为此,一个半固定的动作策略被添加到 DQN 中。对于动作策略 $\pi = P(d|s)$,因为强化学习不一定需要具体状态转移概率,并且 $d=0$ 定义了无须选择服务时刻的决策,所以半固定动作策略可以定义为式(4-11)所示的策略。

$$d_j = \begin{cases} \pi(t_j), & j = i + n - 1 \\ 0, & \text{otherwise} \end{cases} \quad j \in \{i, i+1, \cdots, i + N_q - 1\}, s_q = t_i$$

$$(4-11)$$

式(4-11)中,需求 j 的到达触发了一次远程会诊服务的安排。N_q 是

队列 q 中总的需求数量。队列 q 开始于时刻 t_i，并且产生状态 s_q。式（4-11）限制一次远程会诊服务的安排由上一次会诊服务后的第 $n(n \geq 1)$ 个到达的需求触发。这样固定由第 n 个到达的需求触发动作会大幅减少状态和动作的组合情况，从而减少状态-动作空间的维度，有助于最优动作价值函数的拟合。同时，考虑远程会诊需求的间歇性使队列长度较短，队列长度为 1 的情况时有发生。因此为及时响应需求进行服务安排，令 $n=1$ 可得如式（4-12）所示更特殊的半固定策略。

$$d_j = \begin{cases} \pi(t_j), & j=i, s_q = t_i, \\ 0, & \text{otherwise} \end{cases} \tag{4-12}$$

由式（4-12）定义的半固定动作策略限制了安排会诊服务的动作总是在每次服务过后第一个需求到达的时刻（队列的开始时刻）被选择，而不会等到第二个需求的到达。式（4-12）定义的半固定策略能及时做出决策，可以避免因等待之后需求到达可能引起的长时间等待。对远程会诊需求的及时响应有助于降低需求的失约率。因为不确定的等待时间会增加病人的负面情绪，病人的负面情绪越多，病人寻求其他医疗服务的机会就越大，会诊需求离开的机会就越大（Sun 和 Wu，Sweeny 和 Cavonaugh）。

基于上述定义，用于单科室远程会诊调度问题求解的 DQN-S 算法如算法 2 所示。因为 DQN 使用的是离散的动作集，因此算法中使用的动作集 A_i 被定义为 $\mathcal{D}$ 的离散集。离散动作集 A_i 会随着日期的变化而变化，因为远程医疗中心一般在星期六下午和星期日整天不提供会诊服务。日期信息和其他信息，例如历史需求到达间隔，也被输入到 DQN-S 中以提高对 $Q^*(s,d)$ 的估计。根据学习到的 $Q^*(s,d)$，动作利用贪心策略进行选择。贪心策略意味着每次动作都会选择收益估计值最大的动作。算法 2 中的收益是以负值的形式出现，以对应调度模型最小化成本的目标。

算法 2 用于单科室远程会诊动态调度模型求解的 DQN-S 算法

输入：需求到达序列 $\{t_1, \cdots, t_i, \cdots, t_I\}$，动作集序列 $\{A_1, \cdots, A_i, \cdots, A_I\}$，日期信息序列 $\{x_1, \cdots, x_i, \cdots, x_I\}$，其他信息序列 $\{y_1, \cdots, y_i, \cdots, y_I\}$

输出：远程会诊调度决策序列 $\{d_1, \cdots, d_i, \cdots, d_I\}$

1. 初始化记忆库 M 为空
2. 随机初始化估计 Q 网络的权重参数 θ

续

算法2	用于单科室远程会诊动态调度模型求解的DQN–S算法
3.	初始化目标Q^-网络的权重参数θ^-，令$\theta^- = \theta$
4.	**for** 回合数 $= 1, \cdots, E$ **do**
5.	$\quad i = 1$
6.	**while** 未到达需求到达序列的末端 **do**
7.	$\quad$需求在t_i到达形成队列q
8.	$\quad$选择动作$d_i = \arg\max_{a \in A_i} Q(x_i, y_i, a; \theta)$
9.	$\quad$执行动作d_i，得到收益$r_i = -1 \times (d_i - t_i) - \alpha$
10.	$\quad$会诊服务被安排在d_i时刻，队列q在该时刻结束
11.	$\quad$**for** $k = 1, \cdots, K_i$ **do**
12.	$\quad\quad$**if** $t_{i+k} \leq d_i$ **then**
13.	$\quad\quad\quad d_{i+k} = 0, r_{i+k} = -1 \times (d_i - t_{i+k})$
14.	$\quad\quad$**end if**
15.	$\quad$**end for**
16.	$\quad$动作收益（队列q收益）$r_{d_i} = r_i + \cdots + r_{i+K_i}$
17.	$\quad$需求在t_{i+K_i+1}到达，形成队列$q+1$
18.	$\quad$在记忆库M中储存$(x_i, y_i, d_i, r_{d_i}, x_{i+K_i+1}, y_{i+K_i+1})$
19.	$\quad$从记忆库M中随机批采样$(x_j, y_j, d_j, r_{d_j}, x_{j+K_j+1}, y_{j+K_j+1})$
20.	$\quad$令$R_j = r_{d_i} + \gamma \cdot \max_{a'} Q^-(x_{j+K_j+1}, y_{j+K_j+1}, a'; \theta^-)$
21.	$\quad$对$(R_j - Q(x_j, y_j, d_j))^2$执行随机梯度下降调整$\theta$
22.	$\quad$**If** 储存记忆长度大于等于L，每5步进行一次更新 **then**
23.	$\quad\quad \theta^- = \theta$
24.	$\quad$**end if**
25.	$\quad$令$i = i + K_i + 1$
26.	**end while**
27.	返回决策结果$\{d_1, \cdots, d_i, \cdots, d_I\}$
28.	**end for**

4.5 数值实验

本节将通过数值实验分析证明提出的模型和算法的有效性。第4.5.1

节介绍数据集,第4.5.2节介绍实验设计。第4.5.3节呈现实验分析结果,包括敏感性分析和调度性能的比较。

4.5.1 数据集

实际数据显示,在样本观察期,国家远程医疗中心提供了来自65个临床科室的远程会诊服务。根据第2章的需求分类结果,本书选择了其中4个块状需求类型的临床科室作为样本,进行单科室远程会诊调度实验研究,以验证本章构建的模型和算法的有效性。根据第2章的服务质量和效率分析结果,块状需求类型科室的远程会诊服务改进目标是同时减少需求平均等待时间和服务天数(专家医生服务次数)。为方便记录,将这四个科室记作科室a~科室d。四个科室的详细信息如表4.2所示。数据样本的记录时间为2018年1月1日—2019年11月25日,共持续99周。

表4.2 四个样本科室的远程会诊需求特征

需求特征	科室a	科室b	科室c	科室d
总需求数	835	760	806	817
最大日需求数	7	10	8	8
日平均需求数	2.16	2.38	2.07	2.1
日需求数的平方变异系数	0.4	0.57	0.4	0.34
零需求天数	296	364	289	300
需求间隔数	144	149	137	139
平均等待时间/小时	48.17	41.46	25.27	24.4

4.5.2 实验设计

在进行调度实验之前,本书对各科室远程会诊需求的到达时间间隔进行了预测,以提高对动作收益评估的准确性,提高调度性能。因为当下的决策 d_i 会影响当下和未来的收益。未来的收益取决于未来需求的到达,准确的需求到达间隔预测可以通过提高模型对收益的估计提升调度性能。对于未来需求到达的预测,本书使用了经典的深度学习算法长短期记忆(LSTM)用于构建预测模型。LSTM 有先进的门结构:输入门、输出门和遗忘门。先进的门结构使得 LSTM 在时间序列预测研究中表现优异。在需求到达预测实验中，前 79 周的数据作为训练集，剩下 20 周的数据作为测试集，获得了测试集上一步和七步向前预测结果。预测结果将作为 DQN - S 输入 (x_i, y_i) 的一部分。根据输入中使用的预测结果的个数，DQN - S 有四个输入，即输入 1~输入 4（见表 4.3）。

表 4.3　模型参数设置

设置	LSTM	DQN - S
输入变量	1. 星期（1~7）	1. 星期（1~7）
	2. 是否假期（0, 1）	2. 是否假期（0, 1）
	3. 到达间隔	3. 假期长度（3, 4, 7）
	4. 假期长度（3, 4, 7）	4. 天数
		5. 时刻：时
		6. 时刻：分
		7. 1~7 步滞后的历史需求到达间隔
		8. 1 步向前需求到达预测结果
		9. 1~7 步向前需求到达预测结果
输入大小	(14, 4)	输入 1：变量 1~7，(1, 13)
		输入 2：变量 1~6 和变量 9，(1, 13)
		输入 3：变量 1~8，(1, 14)
		输入 4：变量 1~7 和变量 9，(1, 20)
参数	单元数 = 14	神经网络结构（22, 30）
	训练回合数：1 000	回合数：10, 20, 40, 60, 80, 100
		单位服务成本 α：24, 48, 96, 192
		折扣系数 γ：0.9
		记忆长度：50

　　单科室远程会诊动态调度实验使用了两种求解算法：由算法 1 和算法 2 分别描述的 VI 算法和 DQN - S 算法。为分析调度性能的变化，本书定义了两个离散动作集，如表 4.4 所示。动作集整体约束为正常工作时间段，

每个动作集的大小为30，动作之间的常规时间间隔为30分钟。对于 VI 算法，根据30分钟的间隔确定了一周时间段内共336个状态。为获得状态转移概率，本书对各科室的会诊需求分布进行了统计和拟合。考虑需求到达间隔预测实验对数据集的划分，科室会诊需求分布的拟合将在 1~79 周的数据上进行，周度需求分布统计结果如图 4.5 所示，日度需求分布统计结果和拟合如图 4.6 所示。VI 算法的参数设置为 $\theta = 0.001$，$\gamma = 0.9$。

对于 DQN-S 算法，由于需求到达预测的需要对数据集进行了划分，因此在调度实验中使用的数据为 80~99 周的数据。为增加数据集的多样性，将这20周的数据进一步划分成不同的数据子集：测试集 1（80~83 周）、测试集 2（84~93 周）、测试集 3（80~99 周），样本大小分别为 34、64、134。DQN-S 可调整参数包括回合数、单位服务成本、输入（x_i，y_i）。为评价调度性能，本书计算并比较了三个调度性能评价指标：需求平均等待时间、专家医生服务次数和总成本。作为优化目标，总成本由需求总等待成本和专家医生总服务提供成本组成。在等待成本设置成 1 的情况下，需求等待总成本等于需求平均等待时间乘以需求数。专家医生总服务提供成本等于服务次数乘以单位服务成本 α。

4.5.3 实验分析结果

在与实际调度性能、VI 算法获得的结果进行比较之前，本书先对 DQN-S 调度性能的敏感性进行了分析，包括 DQN-S 调度的基本性质和实验设置对 DQN-S 调度性能的影响。

（1）DQN-S 算法敏感性分析。

①DQN-S 调度的基本性质。

由于 DQN-S 设置了随机初始化神经网络权重和批量随机梯度下降优化，所以不同回合的 DQN-S 调度结果不同。以科室 a 和测试集 1 为例，在实验设置为10回合数、$\alpha = 48$、输入 3 的情况下获得的 DQN-S 的决策向量如表 4.5 所示。观察表 4.5 中的结果，可以发现大多数决策都为 0，即不安排新的会诊服务。这表明会诊服务比会诊需求有更高的间歇性，符合远程会诊调度优化的目标方向。其他非零的决策大都不同，表明了 DQN-S 调度结果的多样性。

表 4.4 DQN-S 的两个动作集

动作集	星期一、二、三	星期四	星期五	星期六	星期日
动作集 1	{0}	{0}	{0}	{0}	{0}
	决策日后的第一天: (8:00,12:00,30) (14:00,17:30,30)	星期五: (8:00,12:00,30) (14:00,17:30,30)	星期六: (8:00,12:00,30)	星期一: (8:00,12:00,30) (14:00,17:30,30)	星期一: (8:00,12:00,30) (14:00,17:30,30)
	决策日后的第二天: (8:00,12:00,30) (14:00,17:30,30)	星期六: (8:00,12:00,30)	星期一: (8:00,12:00,30) (14:00,17:30,30)	星期二: (8:00,12:00,30) (14:00,17:30,30)	星期二: (8:00,12:00,30) (14:00,17:30,30)
		星期一: (8:00,11:30,30)	星期二: (8:00,12:00,30)		
动作集 2（取前30个可用时间）	{0}	{[需求到达后可用时间]∩[(8,12,0.5)]}	{[需求到达后可用时间]∩[(8,00,12:00,30)]}	{0}	{0}
	[需求到达后可用时间]∩[(14,17.5,0.5)]			星期一: (8:00,12:00,30) (14:00,17:30,30)	星期一: (8:00,12:00,30) (14:00,17:30,30)
	决策时间后的第一天(8:00,12:00,30) (14:00,17:30,30)	星期五: (8:00,12:00,30) (14:00,17:30,30)	星期六: (8:00,12:00,30) (14:00,17:30,30)	星期二: (8:00,12:00,30) (14:00,17:30,30)	星期二: (8:00,12:00,30) (14:00,17:30,30)

续表

动作集	决策日				
	星期一、二、三	星期四	星期五	星期六	星期日
动作集2（取前30个可用时间）	决策时间后的第二天(8:00,12:00,30) (14:00,17:30,30)	星期六：(8:00,12:00,30) 星期一：(8:00,11:30,30)	星期一：(8:00,12:00,30) (14:00,17:30,30) 星期二：(8:00,11:30,30)	星期二：(8:00,12:00,30) (14:00,17:30,30)	

注：(1) 整个动作集的大小为31，包括{0}和30个并起来可用时刻。
(2) (8:00,12:00,30)代表{8:00,8:30,9:00,9:30,…,11:30}。
(3) (14:00,17:30,30)代表{14:00,14:30,15:00,15:30,…,17:00}

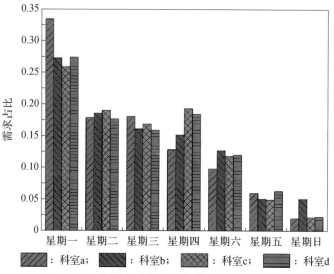

图 4.5 四个样本科室远程会诊需求的周内分布

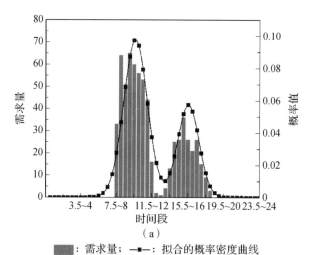

图 4.6 四个样本科室远程会诊需求的日内分布
(a) 科室 a

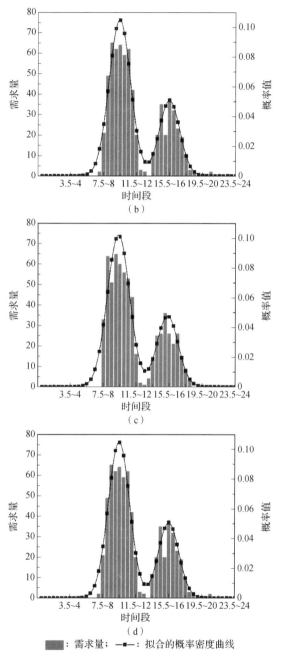

图 4.6 四个样本科室远程会诊需求的日内分布（续）

（b）科室 b；（c）科室 c；（d）科室 d

表 4.5　DQN‑S 决策向量示例

回合	决策向量
1	(33.5, 0, 0, 0, 0, 0, 33.5, 0, 0, 11.5, 35, 0, 0, 0, 0, 0, 32, 0, 14, 0, 0, 32, 0, 11, 63.5, 0, 0, 0, 0, 10.5, 0, 38.5, 0)
2	(34, 0, 0, 0, 0, 0, 39, 0, 0, 10.5, 0, 0, 16.5, 0, 0, 15.5, 0, 39.5, 0, 0, 0, 0, 82, 0, 0, 0, 0, 0, 11, 9.5, 0, 41, 0)
3	(10.5, 0, 0, 0, 34, 0, 0, 0, 33, 0, 33.5, 0, 0, 0, 0, 0, 10, 0, 35.5, 0, 0, 0, 0, 16.5, 0, 0, 63.5, 0, 0, 0, 0, 8, 9.5, 33.5)
4	(34.5, 0, 0, 0, 0, 0, 0, 0, 9, 8, 40.5, 0, 0, 0, 0, 0, 16.5, 0, 15.5, 0, 0, 0, 32.5, 0, 10, 0, 0, 35.5, 0, 0, 33, 0, 0, 82.5)
5	(8, 0, 0, 0, 16.5, 0, 0, 0, 35.5, 0, 38, 0, 0, 0, 0, 0, 16.5, 0, 35.5, 0, 0, 0, 0, 81.5, 0, 0, 0, 0, 0, 14, 0, 33.5, 0, 81)
6	(34, 0, 0, 0, 0, 0, 9, 32.5, 0, 14, 0, 0, 0, 0, 0, 14.5, 0, 15, 0, 0, 14, 0, 14, 9, 0, 0, 14.5, 0, 0, 33, 0, 0, 17)
7	(10, 0, 0, 0, 16.5, 0, 0, 0, 16, 0, 10, 0, 0, 0, 16.5, 0, 0, 10.5, 0, 32.5, 0, 0, 0, 10.5, 32.5, 0, 0, 0, 41, 0, 0, 0, 33, 0, 10)
8	(16, 0, 0, 0, 0, 10.5, 0, 0, 81, 0, 10.5, 0, 0, 0, 10, 0, 0, 15, 0, 16.5, 0, 0, 0, 16, 0, 59.5, 0, 0, 0, 0, 0, 16, 0, 8, 10)
9	(8.5, 0, 0, 0, 41, 0, 0, 0, 16.5, 0, 16.5, 0, 0, 0, 0, 0, 80, 0, 0, 16, 0, 0, 33, 0, 11, 0, 0, 16, 0, 0, 35.5, 0, 0, 0)
10	(39, 0, 0, 0, 0, 0, 0, 0, 15, 0, 39.5, 0, 0, 0, 0, 0, 15, 0, 40.5, 0, 0, 0, 0, 80.5, 0, 0, 0, 0, 0, 9.5, 39.5, 0, 0, 0)

由于决策存在多样性，所以 DQN‑S 的调度性能也会发生变化。需求平均等待时间和专家医生服务次数的变化关系如图 4.7 所示。为充分展现变化关系，回合数为 20，40，60，80，100 的调度性能也添加到了图 4.7 中。通过观察可以发现，需求平均等待时间在 20 小时和 40 小时之间变化，服务次数在 7 和 14 之间变化。需求平均等待时间的变化中心约为 30，专家医生服务次数的变化中心约为 10。从整体来看，需求平均等待

时间随着专家医生服务次数的增加而降低，比如 12 次服务的需求平均等待时间整体低于 8 次服务的需求平均等待时间。这是因为固定时间段内排队等待服务，更多专家医生服务次数通过降低部分病人的等待时间而带来更低的平均等待时间。增加回合数，DQN – S 将会产生更具探索性的调度结果。比如在图 4.7 的右下角，DQN – S 在回合数等于 80 时得到了两个不具备竞争力的解。

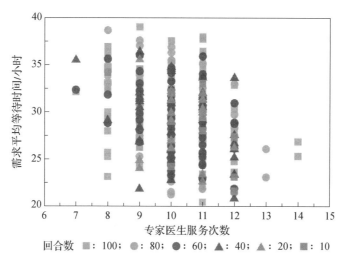

图 4.7　需求平均等待时间和专家医生服务次数的变化关系

总成本由需求等待成本和专家医生服务提供成本组成。三者变化关系如图 4.8 所示。在三维图像中，所有的点近似在一个平面上。下方的投影为需求平均等待时间和专家医生服务次数的变化关系，与图 4.7 一样。从右侧的灰色投影可以看出，总成本和需求平均等待时间存在广义的线性关系。一方面需求平均等待时间和服务次数存在负相关性，另一方面在固定需求数量情况下，总等待时间与需求平均等待时间呈现线性变化。从左侧的黑色投影可以看出，当专家医生服务次数从 7 增加到 14，总成本呈现中心比较密集的近似椭圆形分布。因为总成本同时受基层医生等待时间和单位服务成本的影响，较大的服务次数能够导致较小的基层医生等待时间来实现总成本的降低。比如，在专家医生服务次数为 10~12 时，总服务成本可以取得较小值 1 200~1 400。

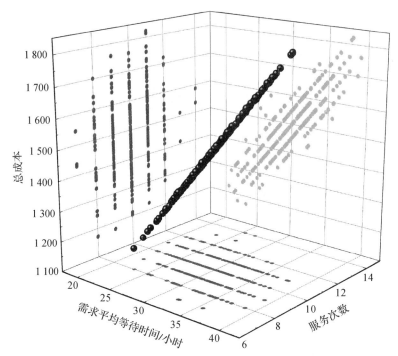

图 4.8　总成本、需求平均等待时间和专家医生服务次数的变化

尽管不同回合数的决策向量存在差异，但是调度性能存在相对平稳的波动。需求的平均等待时间在 30 小时上下波动，专家医生服务次数在 10 次上下波动，总成本波动中心范围为 1 400~1 500。稳定的波动对确保 DQN-S 指导下实际远程会诊的调度性能水平具有重要意义。当面对多个 DQN-S 的决策向量时，未来可以研究如何从多个决策结果中选择最适合用于指导实际远程会诊调度的决策。

②不同实验设置对调度性能的影响。

为观察调度性能随不同实验设置而发生的变化，本书在不同回合数、数据样本（样本大小）、单位服务成本 α 和输入下进行了 DQN-S 调度实验，并计算了各实验设置下 DQN-S 的调度性能。当观察一个实验设置对调度性能的影响时，其他实验设置固定。调度性能的比较包括不同实验设置下的 DQN-S 调度性能之间的比较，以及 DQN-S 调度性能和实际调度性能的比较。

以科室 a 为例，图 4.9 展示了就远程会诊需求平均等待时间和总成本的 DQN-S 调度性能和实际调度性能。由调度性能的比较可以得出，DQN-

S能为远程会诊调度问题获得有效的调度结果。与实际调度性能相比，DQN-S的调度性能在不同实验设置下保持优越性。

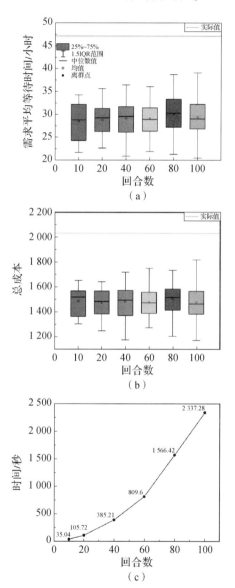

图4.9　不同实验设置下DQN-S调度性能的变化
(a) 不同回合数下远程会诊需求平均等待时间；(b) 不同回合数下总成本；
(c) 不同回合数下时间消耗

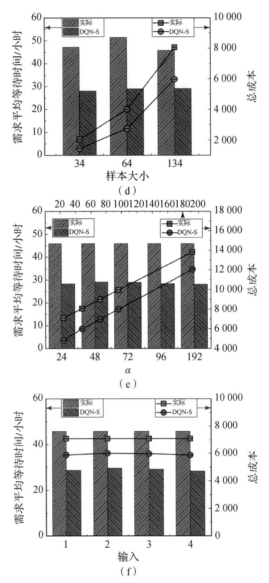

图 4.9 不同实验设置下 DQN – S 调度性能的变化（续）

(d) 不同样本下的调度性能；(e) 不同单位服务成本下的调度性能；(f) 不同输入下的调度性能

图 4.9（a）和图 4.9（b）显示了在不同回合数下，DQN – S 调度性能的变化，通过观察可以得到以下三个主要结论：第一，在不同回合数下，DQN – S 的调度性能优于实际的调度性能。从图中可以看出，DQN – S 调

度的远程会诊需求平均等待时间和总成本的上界分别显著低于实际调度的值。与实际调度的值相比,DQN-S 各回合数实验结果的平均值可使远程会诊需求平均等待时间降低 36.01%~39.37%,总成本降低 25.94%~27.48%。第二,更多的回合数意味着更多的时间消耗。如图 4.9(c)所示,当回合数从 10 增加到 100 时,DQN-S 花费的时间由于更多的内存消耗而近似呈现指数增长。第三,同时考虑解的质量和时间成本,回合数为 20 是 DQN-S 的最优设置。因为在图 4.9(a)和图 4.9(b)中,20 回合数下的调度性能比 10 回合数和 40 回合数的更为紧凑。在图 4.9(c)中,20 回合数的时间消耗为 105.72 秒,是 10 回合数的 3 倍。但是,当回合数增加到 40 时,时间消耗增加到 105.72 秒的 3.6 倍。因此,在之后的实验中,回合数设置为 20,并对 20 回合数下的平均调度性能进行比较。

在不同样本大小的 DQN-S 调度实验中,图 4.9(d)显示了 DQN-S 在三个样本集上的调度性能。当样本不同,样本大小从 34 增加到 134 时,DQN-S 的调度性能始终优于实际调度。在 34,64,134 个样本上,DQN-S 调度决策使得平均远程会诊需求等待时间分别减少了 40.45%,43.61% 和 36.42%,总成本分别减少了 28.78%,31.42%,25.7%。这些结果证明了 DQN-S 处理不同问题样本的能力。在之后的敏感性实验中,样本大小固定为 134。

为了分析不同单位服务成本 α 对 DQN-S 调度性能的影响,图 4.9(e)呈现了 DQN-S 的远程会诊需求平均等待时间和总成本随 α 的变化。从调度性能的变化可以得到两个重要发现:一是随着 α 的增加,需求平均等待时间呈现稳定范围内的浮动(28.04~29.08 小时),无明显变化;与实际数值相比,需求平均等待时间减少了 36.42%~38.70%。当 $\alpha=48$ 时,需求平均等待时间达到最大值,减少程度最小。鉴于需求平均等待时间波动较小,为突出 DQN-S 的优越性,之后 α 设置为 48。二是当 α 从 24 增加到 192,总成本呈现出线性增长。根据总成本定义,在需求等待成本和专家医生服务次数固定的情况下,总成本将随单位服务成本呈线性变化。对于实际调度,需求等待成本和专家医生服务次数是固定的。对于 DQN-S 调度,其性能随 α 的变化呈现较稳定的浮动,因此整体上 DQN-S 总成本呈线性变化。与实际值相比,DQN-S 使总成本降低了 12.73%~32.03%。

在使用不同输入时，DQN-S的调度性能如图4.9（f）所示。四个输入分别导入DQN-S以评估动作的奖励。调度性能的比较显示输入对DQN-S调度结果的影响较小。具体地，与实际值相比，DQN-S使得需求平均等待时间减少了35.12%~38.19%，总成本减少了25.32%~26.97%。当导入"输入4"时，需求平均等待时间和总成本都达到了最小值。可能的原因是"输入4"包含了最多的需求预测结果。根据表4.3所示内容，"输入4"包含了向前七步的需求到达间隔预测结果。尽管"输入4"带来的性能提升不显著，但是这为提高DQN-S的调度性能提供了有效思路。未来的研究可以深入挖掘预测结果与DQN-S调度性能的关系。

上述DQN-S的性能分析和比较显示了DQN-S在解决单科室远程会诊调度问题上的有效性和优越性。一方面，DQN-S能快速输出单科室远程会诊调度的结果；另一方面，DQN-S调度性能受不同实验设置影响较小，且能显著优于实际的调度。因为不同实验设置对DQN-S调度性能的均值影响较小，之后的实验设置将固定为：回合数为20，单位服务成本$\alpha=48$，样本采用测试集3（样本大小为134），输入为"输入4"。20个回合的均值性能用于比较分析。

（2）调度性能的比较。

为进一步证明DQN-S的有效性，DQN-S分别应用于四个科室的会诊服务调度优化，并与VI调度结果、实际调度性能进行比较。调度性能的计算过程中，本节使用了需求平均等待时间、总成本和专家医生服务次数三个性能指标。为研究不同动作集对算法调度性能的影响，本节将构建的两个动作集分别应用于VI算法和DQN-S算法以获得调度结果。动作集对DQN-S调度性能的影响可以用于对DQN-S调度性能的控制，这对不同调度优化目标的实现具有重要意义。

①DQN-S调度性能的优越性。

为证明所提出的DQN-S解决不同科室远程会诊动态调度问题的能力，本书将四个科室的DQN-S调度结果与VI调度结果、实际调度性能进行了比较，如图4.10所示。从图4.10中可以得到三个重要结论。

第一，DQN-S算法能获得优于实际调度性能的服务调度结果。DQN-S在科室a和科室b上有相似的调度性能，DQN-S在科室c和科室d上具有相似的调度性能。对于科室a和科室b来说，DQN-S获得的需求平均等待时间［见图4.10（a）］和总成本［见图4.10（b）］低于实际值。在图4.10（c）中，基于动作集1，DQN-S得到的科室a和科室b的专家医生服务次数与实际值接近；基于动作集2，DQN-S得到的科室a和科室b的专家医生服务次数多于实际值。与实际值相比，DQN-S使科室a和科室b的需求平均等待时间降低了14.25%~51.95%，使总成本降低了12.40%~29.99%。值得注意的是，在动作集1上，DQN-S使科室b获得了低于实际值的需求平均等待时间、专家医生服务次数和总成本，实现了第3章提出的服务改进建议要求。

在图4.10（a）和图4.10（b）中，DQN-S使科室c和科室d获得了比实际值更大的需求平均等待时间和总成本。在图4.10（c）中，基于动作集1，DQN-S使科室c和科室d获得了比实际值更少的专家医生服务次数，但是基于动作集2，DQN-S使科室c和科室d获得了比实际值更多的专家医生服务次数。尽管科室c和科室d的平均需求等待时间和总成本在DQN-S调度（单位服务成本设置为48）中没有得到降低，但是服务次数可以被降低18.90%和19.63%。降低专家医生服务次数在单位服务成本变得昂贵时有助于减少系统服务总成本。为分析DQN-S调度性能在不同科室上的相似性，在本小节的第②点对科室的实际调度性能进行了比较讨论。

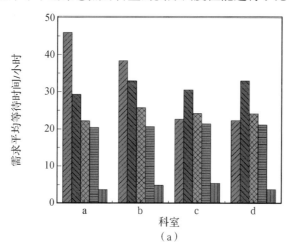

图4.10 四个样本科室的远程会诊动态调度性能
(a) 各科室需求平均等待时间

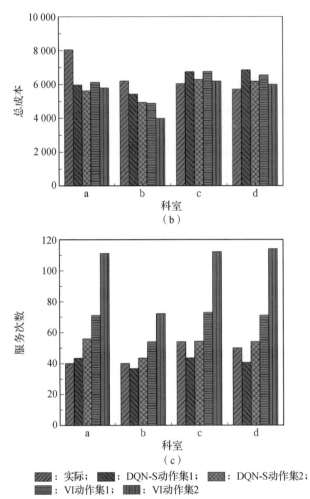

图 4.10 四个样本科室的远程会诊动态调度性能（续）

（b）各科室总成本；（c）各科室专家医生服务次数

第二，DQN-S 算法优于 VI 算法。整体上，VI 算法获得了比 DQN-S 算法明显更少的需求平均等待时间，却获得了比 DQN-S 明显更多的服务次数。太多的服务次数会造成专家医生过多地往返于科室和远程医疗中心，导致较多的实地服务中断次数，降低实地医疗服务质量，不利于临床科室远程会诊服务的可持续发展。VI 算法在动作集 2 上获得了 3.6～5.3 小时的需求平均等待时间，但是获得了 72～114 的服务次数，每次远程会诊平均服务的需求量为 1.2～1.6，具有多次远程会诊只服务一个需求的情况。这对临床科室来说提供远程会诊的成本是昂贵的。由此可以推断，VI 算法的服务调度策略目光比较短浅，着重考虑了当下的成本，着重减少了当前需求的等待时间。并且通过减少需求的等待时间，VI 算法获得了较小的总成本。比较 DQN‑S 算法在动作集 2 和 VI 算法在动作集 1 上的性能，DQN‑S 算法获得的需求平均等待时间大于 VI 算法获得的需求平均等待时间，但是 DQN‑S 算法的专家医生服务次数要小于 VI 算法获得的次数；对于总成本，DQN‑S 在三个科室上获得的总成本小于 VI 算法获得的总成本，且两个算法在另一个科室 b 上获得的总成本比较接近。对于临床科室来说，在总成本相当的情况下，获得更少服务次数的 DQN‑S 算法更有利于促进临床科室远程会诊服务的可持续发展。

此外，VI 算法得到的策略相对固定，无法动态适应环境的变化。VI 算法在四个科室上获得了相同的策略，且策略使得所有状态下都选择了离状态时刻最近的服务开始时间决策。因此，VI 算法得到的策略相对固定，无法动态适应环境的变化和考虑长远成本。而 DQN‑S 算法可以输入环境变化信息，动态调整策略的学习，为不同的状态输出不同的服务开始时间决策。因此，由于动态调整性和对长远成本的洞察性，DQN‑S 算法能够在单科室远程会诊动态调度问题上取得优于 VI 算法的结果。

第三，从动作集的角度来说，两个动作集对四个科室的 DQN‑S 和 VI 获得的调度性能有相同的影响。与动作集 1 相比，动作集 2 使算法获得了更低的需求平均等待时间、更低的总成本、更多的专家医生服务次数。这可以通过动作集定义的差异解释，将在本小节的第②点进行分析讨论。观察图 4.10 中的整体变化可以发现，调度结果中，需求平均等待时间和专家医生服务次数存在权衡。当图 4.10（a）中的需求平均等待时间增加时，图 4.10（c）中对应的专家医生服务次数会降低。这一结果符合图 4.7 中的需求平均等待时间和专家医生服务次数的整体变化关系。因此，不同动作集通过改变 DQN‑S 调度结果中需求平均等待时间或专家医生服务次数来控制 DQN‑S 的调度性能。由于需求平均等待时间和专家医生服务次数之间的权衡，应比较和分析它们对总成本的影响以有效降低总成本，特别是在单位服务成本变得昂贵的情况下。

②动作集对 DQN‑S 调度性能的影响。

第①点中四个科室的实验结果显示了 DQN‑S 在远程会诊调度上的优

越性，且动作集对 DQN-S 调度性能有明显的影响。为分析动作集对 DQN-S 调度性能的影响，本书对实际调度的需求等待时间进行了统计计算，结果如图 4.11 所示。整体上，科室 a 和科室 b 有相似的实际需求等待时间分布。科室 a 和科室 b 中等待时间为 8~24 小时的需求占比显著多于等待时间小于 8 小时的需求。科室 a 和科室 b 有接近的等待时间超过 24 小时的需求占比。同样地，科室 c 和科室 d 具有相似的实际需求等待时间分布。科室 c 和科室 d 中时间为 8~24 小时的需求占比显著少于等待时间小于 8 小时的需求。回顾 DQN-S 在四个科室上的调度性能可以得到，DQN-S 在具有相似实际需求等待时间的科室上具有相似的调度性能。这一发现对优化多个科室的调度情况具有重要意义，可以为相似度较高的科室采用同一个训练好的 DQN-S 以节省求解时间，科室的相似性可以依据需求实际等待时间分布进行评估。

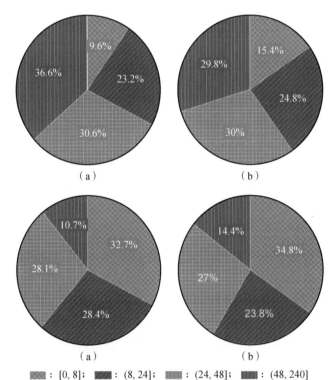

图 4.11 四个样本科室实际的远程会诊需求等待时间（见彩图）

(a) 科室 a；(b) 科室 b；(c) 科室 c；(d) 科室 d

与动作集 1 相比，动作集 2 使 DQN-S 获得了更低的需求平均等待时间和更多的专家医生服务次数，这可以通过动作集的定义进行解释。从表 4.4 的动作集定义可知，动作集 1 的最早可服务时间是第二天的 8：00，理想情况下，需求最小的等待时间为 8 小时；而动作集 2 的最早可服务时间是到达时刻后可用的离散工作时间，需求最小的等待时间可以取到 0 小时。在动作数量相同、动作间隔为 0.5 小时的情况下，动作集 1 构造的最晚可服务时间要晚于动作集 2 的最晚可服务时间。整体上，动作集 2 比动作集 1 可取得更早的服务时间。因此动作集 2 使 DQN-S 取得了更短的需求平均等待时间。由于需求平均等待时间和专家医生服务次数的权衡，动作集 2 使 DQN-S 取得了更多的专家医生服务次数。

以上比较分析表明了实际调度、动作集定义、DQN-S 调度之间的相互联系。在上述结果中，大多数科室 a 和科室 b 的需求等待时间超过 8 小时。与实际调度相比，DQN-S 使科室 a 和科室 b 在两个动作集上取得了更小的需求平均等待时间。大多数科室 c 和科室 d 的需求等待时间小于 8 小时。与实际调度相比，DQN-S 使科室 c 和科室 d 在动作集 1 上取得了更少的专家医生服务次数。在科室的实际调度性能不同时，DQN-S 在相同的动作集上会使科室取得不同的调度性能结果。因此，为控制 DQN-S 的调度性能结果，可以根据实际调度性能构建动作集。

根据总成本的定义，远程会诊服务总成本的控制应同时考虑需求数量和单位服务成本的影响。根据 DQN-S 调度结果中需求平均等待时间和专家医生服务次数的权衡，当需求数量是影响总成本的主要因素，即调度问题的主要优化目标是减少需求平均等待时间时，动作集的构建应该使 DQN-S 能取得小于大部分实际需求等待时间的调度结果。相反，如果单位服务成本是影响总成本的主要因素，即调度问题的主要优化目标是减少专家医生服务次数，动作集的构建应该使 DQN-S 能取得大于大部分实际需求等待时间的调度结果。调度问题的主要优化目标可根据第 2 章需求分类研究给出的服务改进建议或目前可用的专家医生资源确定。根据所确定的目标为 DQN-S 构建相应的动作集以实现对应的服务调度优化。

4.6 本章小结

为提升远程会诊服务质量和效率,本章从临床科室的角度出发进行了单科室远程会诊动态调度研究,旨在获得优化的科室远程会诊服务开始时间,以减少需求平均等待时间和专家医生服务次数。基于需求和调度问题的特点,本章首先利用经验成本最小化原则构建了数据驱动的单科室远程会诊调度模型,然后将数据驱动的单科室远程会诊调度模型转化成马尔可夫决策过程模型,以应用深度强化学习算法进行模型求解。在问题转化过程中,本书定义了基于队列的状态和动作组合。在利用深度强化学习求解模型过程中,为处理状态-动作空间的高维性,本书在深度Q网络(DQN)中添加半固定策略开发了DQN-S算法。

基于四个临床科室的真实远程会诊服务数据,实验结果证明了所提出模型和算法在单科室远程会诊动态调度问题上的有效性和优越性。DQN-S的平均调度性能受实验设置(回合数、样本大小、单位服务成本、输入)的影响较小。与实际调度相比,DQN-S能降低35.68%~43.61%的需求平均等待时间,8.25%~19.63%的专家医生服务次数,12.73%~32.03%的总成本。与常规MDP求解算法——VI算法获得的相对固定且短视的决策相比,DQN-S的优势在于能权衡当前和未来服务成本获得灵活且具有前瞻性的服务开始时间决策,在总成本更小或相当的情况下,DQN-S获得了更少的服务次数,更符合临床科室远程会诊调度优化的目标。此外,DQN-S在具有相似实际需求等待时间分布的科室上具有相似的调度性能,DQN-S的动作集构建需要考虑实际需求等待时间的分布情况和待优化的目标。对于各临床科室的远程会诊动态调度,本书所提出的模型和DQN-S算法可以作为有效的服务时间优化工具,以提升长期服务质量和效率。

第5章 考虑会诊室分配的两级多科室远程会诊动态调度

5.1 问题背景

第4章远程会诊动态调度研究从临床科室的角度对服务开始时间进行了优化,旨在减少需求平均等待时间和专家医生服务次数,提升远程会诊服务质量和效率。然而,从远程会诊供给侧另一个主体远程医疗中心的角度出发,为保证服务质量和效率,远程会诊调度模型还应考虑加班风险的控制和下游会诊室资源的使用。为此,本章基于会诊室分配而进行多科室远程会诊动态调度研究。

较普遍的加班现象给医生带来较大的工作压力、使病人对服务不满意、给医院带来经济损失。因此,减少加班成本是医疗服务重要的运营管理目标。例如,为减少手术调度中加班情况的发生,Zhang 等通过部分、全部或经验分布对不确定的手术时间进行建模,模型中不仅最大化手术室管理者的风险规避水平、最大化解决方案的风险对冲能力,还确保每个手术室各时间段内手术持续时间的确定性当量不超过规定的工作时间。对于动态手术室调度问题,Zhu 构建了一个以最小化病人等待成本和手术室加班成本为目标的三阶段模型,同时解决了各个专科手术室的容量分配、外科医生手术室的分配、病人的分配和排序问题。

远程会诊的主要资源除了临床科室的专家医生资源,还包括临床科室下游远程医疗中心的会诊室资源。下游资源的限制是医疗服务调度问题考虑的重要因素之一,受到越来越多学者的关注。例如,Schneider 等考虑下游病床使用的变化构建了手术组调度模型,以提高手术室的利用效率和减少病床使用的变化。通常,择期手术病人在手术室进行手术,然后在术后几个小时或几天在一个或多个下游恢复单元中进行恢复。仅关注手术室的上游调度或资源受限的调度方法,不考虑手术时间和术后下游恢复时间的不确定性,会产生次优或不可行的调度方案,从而导致更高的服务成本,降低护理质量。考虑下游资源的限制,为管理人员提供优化的手术安排,Zhang 等研究了一个涉及手术室和下游外科重症监护室(SICU)容量限制的择期手术病例调度问题,该问题同时还考虑了手术时间、住院时间和新到病人的不确定性。Shehadeh 和 Padman 综述了基于随机优化方法的择期手术调度和下游容量规划研究,研究结果显示了考虑下游资源进行医疗服务优化调度建模的必要性和重要性。

鉴于在医疗服务调度问题中有必要考虑加班和下游资源进行建模优化,本章在第 4 章研究的基础上,构建了考虑加班风险和会诊室使用量的两级多科室远程会诊动态调度模型,在优化的临床科室服务开始时间的基础上,从远程医疗中心的角度协调服务开始时间并优化远程会诊服务地点,进一步提升服务质量和效率。

5.2　问题描述

根据远程会诊服务流程,在临床科室给出可服务时间之后,远程医疗中心还会考虑基层医生的可被服务时间和会诊室的可用时间,进而协调出最终的服务开始时间和服务地点。由于第 4 章构建的单科室远程会诊调度模型能够有效优化科室的会诊服务开始时间,因此本章在该模型获得的服务开始时间的基础上,构建会诊室分配模型,并在模型中考虑服务开始时间的调整,以降低加班风险和减少会诊室使用量。因此,考虑加班风险和会诊室使用量,本章构建的模型呈现两级结构,如图 5.1 所示。两级多科室远程会诊动态调度主要环节如下:首先,临床科室需求的到达使得对应科室决定相应的服务开始时间。其次,科室可会诊服务时间传递到远程医疗中心,由远程医疗中心考虑会诊室资源情况进行协调,给科室分配会诊室,在有必要的情况下还会对服务开始时间进行调整。最后,由远程医疗中心发布最终的会诊时间和地点;在科室完成一次会诊服务后,等待下一次需求的到达。重复上述环节实现远程会诊的动态调度。

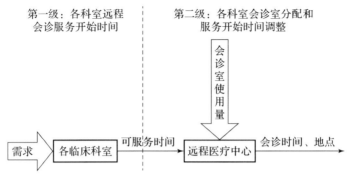

图 5.1　两级多科室远程会诊动态调度问题框架

5.3　模型构建

为进行考虑加班风险和会诊室使用量的多科室远程会诊动态调度研究，本节构建了两级结构的服务调度模型。第一级是基于第 4 章研究的临床科室远程会诊调度模型；第二级是在科室可服务时间的基础上构建的会诊室分配模型。第二级模型会对服务安排在同一时间段内的科室进行会诊室分配和服务开始时间调整，以降低加班风险和减少会诊室使用量。

两级多科室远程会诊动态调度模型的构建存在以下几个假设：基层医生的时间除工作时间外无其他限制；一个临床科室由一名专家医生一次性为当前等待的所有需求提供远程会诊服务；科室决定的会诊服务开始时间可以在对应的工作时间段内进行调整。上午工作时间为 4 个小时，下午工作时间为 3.5 个小时。会诊室分配的时刻为各工作时间段的结束时刻。会诊室分配的决策将提前一期进行，即当前工作时间段的结束时刻对下一个工作时间段的会诊服务进行会诊室分配和服务开始时间调整。提前一期的会诊室分配可能使得最终服务安排比较仓促，但是由于服务开始时间已经是科室提前决定的，并且工作时间段之间还存在至少两个小时的间隔。因此，提前一期的设置是合理的。此外，因为设置了急诊科室的远程会诊服务，所以一般科室的远程会诊需求遵循"先到先服务"策略。病人和医生的爽约和偏好是医疗服务调度问题中的重要考虑因素。但是由于目前获取数据的限制，本章研究暂不考虑这两个因素的影响。

5.3.1 第一级各科室远程会诊调度模型

两级模型中，第一级是各科室决定其服务开始时间的调度模型，第一级模型的符号规定如下。

集合：$\mathcal{D}$——可提供远程会诊的时间集；

$\mathcal{M} = \{1,\cdots,m,\cdots,M\}$ 提供远程会诊服务的科室；

$\mathcal{J} = \{I_1,\cdots,I_m,\cdots I_M\}$ 各科室总需求数。

参数：t_m^i——科室 m 需求 i 到达时间；

w_m^i——科室 m 需求 i 等待时间；

α——远程会诊单次服务成本；

β——各科室相邻远程会诊服务的时间间隔。

决策变量：d_m^j——科室 m 第 j 次远程会诊服务开始时间，形成决策向量 $\boldsymbol{d}_m = (d_m^1,\cdots,d_m^j,\cdots,d_m^{J_m})$；

与第 4 章相同，本章基于数据使用经验成本最小化原则为各科室构建远程会诊调度模型，以学习最优的服务时间决策函数 f_m^*。对于科室 m 来说，通过获得的最优决策函数 f_m^*，模型能够最小化由基层医生总等待成本和专家医生总服务提供成本两部分组成的各科室（$\forall m \in \mathcal{M}$）会诊服务成本，如式（5-1）所示。

$$\min \left(\sum_{i=1}^{I_m} w_m^i + \alpha \cdot J_m \right) \quad (5-1)$$

模型共有五个约束，如式（5-2）~式（5-6）所示。

$$w_m^1 = d_m^1 - t_m^1 \quad (5-2)$$

$$w_m^i = (d_m^1 - t_m^i)\mathbb{I}(d_m^1 - t_m^i) + \sum_{j=2}^{i}(d_m^j - t_m^i)\mathbb{I}(-(d_m^{j-1} - t_m^i)(d_m^j - t_m^i))$$
$$i = 2,\cdots,I_m$$
$$(5-3)$$

$$J_m \leq I_m \quad (5-4)$$

$$\alpha > 1 \quad (5-5)$$

$$d_m^{j+1} - d_m^j \geq \beta, \ d_m^{j+1} \in D, \ d_m^j \in D, \ j=1,2,\cdots,J_m-1, \ \beta>0 \quad (5-6)$$

式（5-1）~式（5-6）针对科室 m 构建了远程会诊服务开始时间优

化的调度模型。由于 $m \in M$，因此第一级共有 M 个调度模型，且各调度模型与第 4.3.1 节中构建的调度模型含义一样，即分别从各个科室的角度优化其远程会诊的服务开始时间。为求解科室 m 的服务调度问题，仍采用第 4 章的求解思路：将数据驱动的模型转化为 MDP 模型，然后通过如算法 2 所示的 DQN – S 算法进行求解，由需求到达触发，动态地得到各个科室多步优化的服务开始时间。

5.3.2 第二级多科室会诊室分配模型

在得到各科室远程会诊服务开始时间决策后，会出现以下三种情况以判断是否进行会诊室分配。第一，某个工作时间段内无科室安排会诊服务，无须进行会诊室分配。这在间歇性需求下是可能的。第二，某个工作时间段内仅有一个科室安排了会诊服务，则不需要进行会诊室分配，选择一个开放的会诊室即可。第三，某个工作时间段内有两个及以上的科室安排了会诊服务，则需要进行会诊室分配。在需要进行会诊室分配的情况下，根据科室等待的需求数又会出现以下两种情况：部分科室的等待需求数大于等于一个会诊室在相应工作时间内的服务容量，则该科室单独使用一个会诊室；需求数小于会诊室服务容量的科室则需要分配会诊室和进行可能的服务开始时间调整。在有科室安排会诊服务的情况构建第二级多科室会诊室分配模型，符号规定如下。

集合：$\mathcal{A}_t = \{a_1^t, \cdots, a_n^t, \cdots, a_N^t\}$——第 t 个可提供远程会诊服务时间段 $\mathcal{A}_t \subset \mathcal{D}$ 内有 N 个离散的可服务时刻；

$\mathcal{M}_t = \{\cdots, m, \cdots\} \subseteq \mathcal{M}$——远程会诊服务安排在 $\mathcal{A}_t$ 内的科室集；

$\mathcal{J}^{-1} = \{\cdots, I_m^{t-1}, \cdots\}$，$m \in \mathcal{M}_t$——会诊室分配时刻各科室等待的需求数；

$\mathcal{D}_t = \{\cdots, d_m^{i_m}, \cdots\}$，$d_m^{i_m} \in \mathcal{A}_t$，$m \in \mathcal{M}_t$——第一级科室的服务开始时间决策结果（$d_m^{i_m}$ 表示由科室 m 需求 i 到达做出的服务开始时间决策）；

$\mathcal{K} = \{1, \cdots, k, \cdots\}$——能提供远程会诊服务的会诊室。

指示量：k 表示提供远程会诊服务的第 k 个会诊室；

参数：A_t^b——第 t 个工作时间段的上班时间；

A_t^e——第 t 个工作时间段的下班时间；

Δ——每个需求安排的服务时长；

γ——一个会诊室内相邻科室远程会诊服务之间的服务时长间隔数；

c_1——服务开始时间调整成本；

c_2——加班成本；

c_3——会诊室开放成本。

变量：g_m——科室 m 的最终服务开始时间与第一级决策的偏差时长；

o_m——由科室 m 远程会诊服务引起的加班风险时长。

决策变量：$x_k \in \{0,1\}$，$x_k = 1$ 表示开放会诊室 k；

$y_{mk} \in \{0,1\}$，$y_{mk} = 1$ 表示科室 m 的服务安排到会诊室 k；

$s_m^t \in [A_t^b, A_t^e]$ 表示科室 m 最终的远程会诊服务开始时间。

为在各科室远程会诊服务开始时间决策的基础上，进行会诊室分配和可能的服务开始时间调整，本章构建了如下的多科室会诊室分配模型，目标函数如式（5-7）所示。目标函数由三部分组成：与第一级决策时刻的偏差成本、加班成本和会诊室开放成本。由于第一级 DQN-S 获得的服务开始时间决策的优越性，第二级会诊室分配模型会减少最终服务开始时间与第一级决策的偏差。值得注意的是，虽然模型目标中设置了与第一级决策的偏差，但在后续调度性能的评估中，并没有考虑这一成本。因为偏差成本并不是实际问题真实存在的成本，而是为了得到更好的最终服务开始时间决策和会诊室分配决策而进行的与第一级决策偏离程度的限制。如果第一级决策时刻靠近工作时间段的结束时刻，可能会引起较长的加班时长。因此，在会诊室分配模型的目标中考虑了加班成本。为减少会诊室的使用量，模型目标还考虑了会诊室的开放成本，会诊室使用量越多，会诊室开放成本越大。考虑上述三部分成本，第二级会诊室分配模型是一个以权重大小呈现的多目标优化模型。

$$\min \left(c_1 \sum_{m \in \mathcal{M}_t} g_m + c_2 \sum_{m \in \mathcal{M}_t} o_m + c_3 \sum_{k \in \mathcal{K}} x_k \right) \quad (5-7)$$

会诊室分配模型共有五个约束，分别如式（5-8）~式（5-12）所示。

$$g_m = |s_m^t - d_m^{i_m}|, \forall m \in \mathcal{M}_t, A_t^b \leq s_m^t \leq A_t^e \quad (5-8)$$

$$o_m = (s_m^t + \Delta \cdot I_m^{t-1} - A_t^e)^+, \forall m \in \mathcal{M}_t \quad (5-9)$$

$$\sum_{k \in \mathcal{K}} y_{mk} = 1, \forall m \in \mathcal{M}_t \quad (5-10)$$

$$y_{mk} \leq x_k, \quad \forall m \in \mathcal{M}_t, \quad \forall k \in \mathcal{K} \tag{5-11}$$

$$y_{mk} \cdot s_m^t + I_m^t \cdot \Delta + \gamma \cdot \Delta \leq y_{m'k} \cdot s_{m'}^t, \quad s_m^t < s_{m'}^t, \quad \forall m, m' \in \mathcal{M}_t, \quad \forall k \in \mathcal{K} \tag{5-12}$$

式（5-8）计算了第二级会诊室分配模型中各科室服务开始时间的调整程度，即第二级服务开始时间决策与第一级服务开始时间决策的偏差大小。偏差大小由两次决策的绝对值距离决定。式（5-9）计算了科室 m 的加班风险。加班风险大于或等于 0，由可能的加班时长来表示。其中 Δ 是一个预先设定的参数，参考实地调研时远程医疗中心的设置，同时由于尚未获得有效的服务时长数据，Δ 设置为 10 分钟。式（5-10）限制引导每个科室安排到一个会诊室进行会诊服务。式（5-11）保证会诊服务安排在开放的会诊室。式（5-12）限制了安排在同一个会诊室的科室远程会诊服务之间预留的时间间隔，以应对会诊服务时长的不确定性和未来可能到达的需求，其中 $\gamma \cdot \Delta$ 表示时间间隔的大小。在 Δ 取 10 分钟的情况下由 γ 决定时间间隔的大小。同样根据实际应用情况，γ 可取 3。

观察由公式构建的第二级模型以确定模型求解方案。目标函数（5-7）是线性的多目标优化形式。式（5-8）和式（5-9）虽然呈非线性形式，但是可以转换成分段线性形式进行求解。式（5-10）和式（5-11）是整数形式。式（5-12）记为"间隔约束"。间隔约束包含了科室会诊室分配决策的划分和服务开始时间的两两比较。随着科室数量的增加，间隔约束数量会大幅度增长。总体来说，在第一级模型输出特定的服务开始时间决策，且 γ 和 Δ 取常数值的情况下，由式（5-7）～式（5-12）定义的模型是确定型的混合整数规划模型，在模型规模不大的情况下，可以直接采用 Gurobi 软件进行求解。

多目标优化模型的目标函数中，各部分成本的控制可以根据成本系数的大小来控制。此外为加强部分目标的控制效果，还可以将部分目标转换成约束，以约束的形式限制该目标成本，实现该目标成本最小化。在由式（5-7）～式（5-12）定义的第二级模型中，加班风险通过式（5-9）进行了计算，然后在目标函数（5-7）中由成本系数 c_2 进行控制，可以记作"加班-目标"会诊室分配模型。因为模型非线性，所以由成本系数来调控各部分成本的大小可能效果不显著。因此，为加强对加班风险的限制，本书构建了如下的"加班-约束"会诊室分配模型，目标函数如式（5-

13) 所示。

$$\min \left(c_1 \sum_{m \in \mathcal{M}_t} g_m + c_3 \sum_{k \in \mathcal{K}} x_k \right) \quad (5-13)$$

模型的约束包括式 (5-8)、式 (5-10)、式 (5-11)、式 (5-12) 以及式 (5-14)。

$$\begin{cases} s_m^t + \Delta \cdot I_m^t \leq A_t^e, \ I_m^t < N, \ \forall m \in \mathcal{M}^t, \\ s_m^t = A_t^b, \ I_m^t \geq N, \ \forall m \in \mathcal{M}^t \end{cases} \quad (5-14)$$

顾名思义，加班-约束与加班-目标会诊室分配模型仅仅在目标函数和对应的加班约束上存在差异。加班-约束会诊室分配模型在目标函数 (5-13) 中去掉了加班成本，在式 (5-14) 中对可能的加班时长进行了限制。由式 (5-14) 获得的加班时长取值范围可简化为以下两种情况：一是等待需求数小于等于会诊室服务能力时 $I_m^t < N$，令服务可能的结束时间小于等于下班时间，此时加班风险为 0；二是等待需求数小于等于会诊室服务能力时，令服务开始的时间等于上班时间，保证加班风险取到最小值。加班-约束会诊室分配模型通过构建约束、限制可行域硬性地使加班风险取得最小值。因此，加班-约束会诊室分配模型在加班风险控制上将不劣于加班-目标会诊室分配模型。从会诊室服务能力来说，会诊室分配模型会为等待需求数大于等于会诊室服务能力的科室安排单独的会诊室进行服务。因此，在求解混合整数规划模型之前，可以过滤掉等待需求数大于等于会诊室服务能力的科室，对剩下的科室进行会诊室分配。此外，由于上下午工作时长存在差异，求解混合整数规划模型还需要使用对应的时间信息。

5.4 模型求解

由于第二级会诊室分配模型是基于第一级各科室服务开始时间决策构建的，因此，两级模型的求解首先要求解第一级模型，然后再求解第二级模型。考虑到研究内容是动态的服务调度，且深度强化学习模型训练需要多个回合，耗时较长，因此将数据划分为训练集和测试集，采用预训练深度强化学习模型的模式。训练集用于训练各科室的 DQN-S 模型，训练好的 DQN-S 模型在测试集上直接使用。

各科室由对应的需求 i_m 触发会诊服务安排决策 $d_m^{i_m}$，然后由第二级会诊室分配模型在对应的时间段内给科室分配会诊室 y_{mk}。第二级模型除了给科室分配会诊室之外，还可能将各科室的会诊开始时间调整为 s_m^t。因此，混合整数规划模型的服务开始时间决策可能会与深度强化学习模型输出的服务开始时间决策有所不同，则混合整数规划模型改变了深度强化学习模型的决策，从而影响深度强化学习模型与环境的交互，则两个模型之间产生了交互。

会诊室分配模型中的间隔约束是规模随科室数量呈平方级增长的约束，约束规模比较大。为处理该约束，本书构建了间隔约束预排序机制，以减少约束数量，提升模型求解速率。此外，为减小模型的规模、提升模型求解速率，本章还根据第 2 章的科室需求分类结果构建了科室预组合机制。

5.4.1 预训练深度强化学习模型

深度强化学习模型的训练需要多个回合，耗时较长。因此，本章将数据划分为训练集和测试集，在测试集上对深度强化学习模型进行训练，采用预训练深度强化学习模型的模式。如图 5.2 所示，在训练集上给各个科室预训练好 DQN-S 模型，然后在测试集上直接使用训练好的 DQN-S 模型输出第一级各科室服务开始时间决策。然后将第一级决策输入到第二级混合整数规划模型中进行会诊室分配和服务开始时间调整。在训练集上，目的是预训练深度强化学习模型，无须对会诊室进行分配，无混合整数规划模型的参与。在实际情况中，模型只能基于已获取的数据进行训练，因此预训练深度强化学习模型的设置合理且符合实际情况。

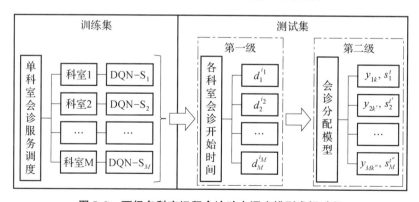

图 5.2　两级多科室远程会诊动态调度模型求解过程

5.4.2 深度强化学习模型与整数规划模型的交互

深度强化学习模型与整数规划模型的交互归因于第一级决策和第二级决策的偏差。第二级模型不仅会进行会诊室分配，还可能对服务开始时间进行调整。在存在服务开始时间调整的情况下，深度强化学习模型与混合整数规划模型会产生如图 5.3 所示的交互过程。对于第一级模型，首先由环境输入科室会诊需求 i_*，利用 $DQN-S_*$ 输出服务安排决策 d_*^i，然后筛选出服务安排在同一个时间段 A_t 的科室和对应的决策 D_t，将它们输入第二级会诊室分配模型。第二级模型输出会诊室分配决策 y_{*k} 和最终服务开始时间决策 s_*^t。由于科室 m 的最终服务开始时间 s_m^t 与 $DQN-S_m$ 输出的服务决策 $d_m^{i_m}$ 之间可能存在差异，可能会影响到 $DQN-S_m$ 对环境的响应，改变该次服务结束后到达需求的时间特征，从而影响到下一次 $DQN-S_m$ 输出的服务开始时间决策。因此，深度强化学习模型和整数规划模型产生了交互，如图 5.3 中虚线框和箭头所示。

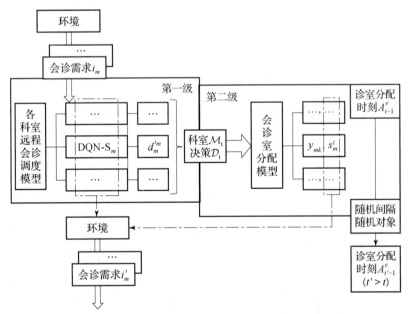

图 5.3　深度强化学习模型与混合整数规划模型的两级交互模式

在第二级模型中,会诊室分配时刻为上一个服务时间段 A_{t-1} 的下班时间 A_{t-1}^e。在时间段 A_t 内的服务结束后,再通过比较第一级的服务决策转到下一次会诊室分配时间 $A_{t'-1}^e$。重复上述过程,完成两级动态的会诊服务调度。两级模型中,除了需求的不确定性,还存在优化对象的不确定性。优化对象的不确定性来源于第二级会诊室分配模型。由于第一级服务开始时间是不确定的,所以两次会诊室分配的时间间隔是不确定的,每次参与会诊室分配的科室也可能是不同的,即模型优化对象是不确定的。为处理这些不确定性,本书从数据驱动的角度进行了建模和模型求解,在模型求解中使用基于数据的 DQN – S 算法,利用深度强化学习与整数规划交互的方式。

5.4.3 间隔约束预排序机制

两级远程会诊调度模型为应对服务时长的不确定性和可能到达的需求,在同一个会诊室的相邻科室服务之间设置了时间间隔。时间间隔设置通过间隔约束式(5 – 12)实现。由于需要判断将服务安排在同一会诊室的科室,并将这些科室的服务开始时间进行两两比较,所以间隔约束在科室数量较多时数量巨大,导致模型规模庞大。因此,为减小模型规模,本书通过构建间隔约束预排序机制来减少间隔约束数量。

间隔约束预排序命题:对于科室 m 和 m',当第一级决策 $d_m^{i_m} < d_{m'}^{i_{m'}}$ 时,第二级决策 $s_m^t < s_{m'}^t$ 总比 $s_m^t > s_{m'}^t$ 就目标函数式(5 – 7)和式(5 – 13)中的第一项——偏差程度($g_m + g_{m'}$)能取得更小值,进而使目标函数取得更小值。证明如下。

根据式(5 – 8)有 $(g_m + g_{m'}) \geq 0$。当 $(g_m + g_{m'}) = 0$ 时,有且仅有 $s_m^t = d_m^{i_m} < d_{m'}^{i_{m'}} = s_{m'}^t$,命题成立。

当 $(g_m + g_{m'}) > 0$,令第一级决策之间的间隔为 u_0,即 $d_m^{i_m} = d_{m'}^{i_{m'}} - u_0$。第二级决策存在两种情况:当 $s_m^t < s_{m'}^t$ 时,令 $s_m^t = s_{m'}^t - u_1$;当 $s_m^t > s_{m'}^t$ 时,令 $s_m^t = s_{m'}^t + u_2$。命题将分为以下四种情况进行证明。

(1)当 $d_m^{i_m} < s_m^t$ 且 $d_{m'}^{i_{m'}} < s_{m'}^t$ 时,偏差程度计算在决策 $s_m^t < s_{m'}^t$ 时如式(5 – 15)所示,在决策 $s_m^t > s_{m'}^t$ 时如式(5 – 16)所示。直接比较公式最右端项的大小可得:式(5 – 15) < 式(5 – 16),因此命题得证。

$$g_m + g_{m'} = (s_m^t - d_m^{i_m}) + (s_{m'}^t - d_{m'}^{i_{m'}}) = 2 \cdot s_{m'}^t - 2 \cdot d_{m'}^{i_{m'}} - u_1 + u_0,$$
$$d_m^{i_m} < s_m^t < s_{m'}^t, \ d_m^{i_m} < d_{m'}^{i_{m'}} < s_{m'}^t$$

$$(5-15)$$

$$g_m + g_{m'} = (s_m^t - d_m^{i_m}) + (s_{m'}^t - d_{m'}^{i_{m'}}) = 2 \cdot s_{m'}^t - 2 \cdot d_{m'}^{i_{m'}} + u_2 + u_0,$$
$$d_m^{i_m} < d_{m'}^{i_{m'}} < s_{m'}^t < s_m^t$$

$$(5-16)$$

(2) 当 $d_m^{i_m} < s_m^t$ 且 $d_{m'}^{i_{m'}} > s_{m'}^t$ 时，偏差程度计算在决策 $s_m^t < s_{m'}^t$ 时如式（5-17）所示，在决策 $s_m^t > s_{m'}^t$ 时如式（5-18）所示。直接比较公式最右端项的大小可得：式（5-17）＜式（5-18），因此命题得证。

$$g_m + g_{m'} = (s_m^t - d_m^{i_m}) + (d_{m'}^{i_{m'}} - s_{m'}^t) = -u_1 + u_0, \quad (5-17)$$
$$d_m^{i_m} < s_m^t < s_{m'}^t < d_{m'}^{i_{m'}}$$

$$g_m + g_{m'} = (s_m^t - d_m^{i_m}) + (d_{m'}^{i_{m'}} - s_{m'}^t) = u_2 + u_0 \quad (5-18)$$

(3) 当 $d_m^{i_m} > s_m^t$ 且 $d_{m'}^{i_{m'}} < s_{m'}^t$ 时，偏差程度计算在决策 $s_m^t < s_{m'}^t$ 时如式（5-19）所示，在决策 $s_m^t > s_{m'}^t$ 时有 $d_m^{i_m} > s_m^t > s_{m'}^t > d_{m'}^{i_{m'}}$，与命题假设 $d_m^{i_m} < d_{m'}^{i_{m'}}$ 相矛盾，因此此种情况命题不成立。决策 $s_m^t < s_{m'}^t$ 时命题成立，则命题得证。

$$g_m + g_{m'} = (d_m^{i_m} - s_m^t) + (s_{m'}^t - d_{m'}^{i_{m'}}) = u_1 - u_0, \ s_m^t < d_m^{i_m} < d_{m'}^{i_{m'}} < s_{m'}^t$$

$$(5-19)$$

(4) 当 $d_m^{i_m} > s_m^t$ 且 $d_{m'}^{i_{m'}} > s_{m'}^t$ 时，偏差程度计算在决策 $s_m^t < s_{m'}^t$ 时如式（5-20）所示，在决策 $s_m^t > s_{m'}^t$ 时如式（5-21）所示。直接比较公式最右端项的大小可得：式（5-20）＜式（5-21），因此命题得证。

$$g_m + g_{m'} = (d_m^{i_m} - s_m^t) + (s_{m'}^t - d_{m'}^{i_{m'}}) = 2d_m^{i_m} - 2s_m^t - u_1 + u_0,$$
$$s_m^t < d_m^{i_m} < d_{m'}^{i_{m'}}, s_m^t < s_{m'}^t < d_{m'}^{i_{m'}}$$

$$(5-20)$$

$$g_m + g_{m'} = (d_m^{i_m} - s_m^t) + (s_{m'}^t - d_{m'}^{i_{m'}}) = 2d_m^{i_m} - 2s_m^t + u_1 + u_0,$$
$$s_{m'}^t < s_m^t < d_m^{i_m} < d_{m'}^{i_{m'}}$$

$$(5-21)$$

综合上述证明结果，间隔约束预排序命题成立。因此，在不改变解的优劣性的情况下，预排序间隔约束能够根据第一级服务开始时间的决策确定各科室的服务顺序，通过减少科室第一级决策的比较减少约束的数量，降低第二级模型的规模，进而加快第二级模型甚至是整个模型的求解。

5.4.4 基于需求类型的科室预组合机制

当科室数量较多时，为降低模型的规模，除了通过预排序间隔约束减少约束数量之外，还可以通过预组合科室将原本科室数量较多、规模较大的模型分解为多个科室数量较少的小规模模型。组合本身也是一个优化问题，但为进行初步的探索性研究，本章研究采用了简单的科室预组合方式。首先，基于深度强化学习模型输出的服务安排决策，将决策在同一个工作时间段内的科室根据第 2 章划分的需求类型分为两组，即不稳定需求组和块状需求组。当两组的科室数量都大于等于 2 时才进行科室预组合。然后，将每组的科室按照当前等待服务的需求数进行排序，不稳定需求组按照需求数从多到少进行排序，块状需求组按照需求数从少到多进行排序。最后，分别取两组排序前 50% 的科室组成科室组合 1，后 50% 的科室组成科室组合 2。当遇到奇数时，前 50% 向下取整。

通过需求数比较和需求类型判断，本书将当前需求数量较多且未来可能需求较多的科室和当前需求数量较少且未来可能需求也较少的科室进行了组合。这样能够将原本一个待优化科室的数量较多的整数规划模型分解为两个待优化科室数量减半的整数规划模型，总体的约束数量会减少，能够加快模型的求解。

5.5 数值实验

5.5.1 数据集

基于国家远程医疗中心提供的真实远程会诊记录数据，本章选择了编号 1~14 科室的数据作为样本。为加强实证证明效果，构建了三个数据集用于实验，分别记为数据集 1、数据集 2 和数据集 3。三个数据集训练集和测试集的划分以及对应的具体时间范围如表 5.1 所示。第 1 周对应 2018 年 1 月 1—7 日，其他周数据的时间范围以此类推。

表 5.1　远程会诊动态调度实验数据集

数据集划分	数据集 1	数据集 2	数据集 3
训练集	1~16 周	21~36 周	41~56 周
测试集	17~20 周	37~40 周	57~60 周

5.5.2　实验设计

第一级各科室远程会诊调度问题使用第 4 章建立的由算法 2 描述的 DQN-S 进行求解，具体设置详细描述如下：DQN-S 的输入包括环境变量和动作集变量。环境变量包括 6 个日期变量和 11 个历史到达间隔。6 个日期变量具体情况见表 4.3 中 DQN-S 输入的"变量 1~6"。动作集采用的是表 4.4 所定义的动作集 2。由于为不同的科室训练 DQN-S 模型所需回合数可能存在差异，根据第 4 章有关回合数的实验结果设置 DQN-S 的最大回合数为 20。

在第一级 DQN-S 输出结果的基础上，第二级会诊室分配模型采用 Gurobi 直接求解。在会诊室分配模型中，会诊室的最大可用数量对应需要进行会诊室分配的科室数量。会诊室分配模型设置了不同成本系数，以分析成本系数的变化对两级调度模型性能的影响。成本系数的取值情况如下：$c_1=1,5,10$；$c_2=1,5,10$；$c_3=1,5,10$。为方便表示，成本系数采用简化的表示形式，例如，"1-1-1"表示 $c_1=1$，$c_2=1$，$c_3=1$；"1—1"表示 $c_1=1$，$c_3=1$，不涉及 c_2。当研究某个成本系数的变化对调度性能的影响时，其他成本系数保持不变。

为快速验证成本系数对调度性能的影响，本书在科室数量为 2（科室 1 和科室 2）的情况下进行了成本系数影响分析实验。为提高成本系数变化实验结果的可信度，本书使用了 3 个数据集，并分别采用了加班-目标和加班-约束两个第二级会诊室分配模型。根据不同成本系数设置下的两级模型调度性能结果，本书根据实验结果筛选出合理的成本系数设置进行之后的实验。之后的实验会在不同的设置下进行，不同的实验设置包括不同需求类型的科室组合、增加科室数量、使用间隔约束预排序机制和科室预组合机制。

不同需求大小科室的组合、增加科室数量、间隔约束预排序机制和科室预组合机制可能会改变模型调度性能。为验证猜想，本章在数据集1上分别进行了相应的数值实验。不同需求类型科室的需求差异性较大，因此在分析不同需求科室的组合对调度性能的影响时采用了不同需求类型的科室。根据第2章的研究结果，需求类型能代表需求大小。在科室数量为2时，科室的不同需求类型包括不稳定型需求（科室1和科室2）和块状型需求（科室8和科室9），本书在它们不同的组合情况下进行了调度实验。为分析科室数量对两级模型调度性能的影响，本书将实验中的科室数量从2增加到4，6，8和14，在科室数量为8和14时还控制了不同需求类型的科室数量相等。当科室数量较多时，本书在会诊室分配模型中设置了间隔约束预排序机制，以观察模型调度性能和求解时间的变化。考虑到科室预组合需要多个科室在同一工作时间段内安排会诊服务，因此本书在科室数量为14时分析了预组合科室对调度性能和求解时间的影响。

为比较调度性能，本书使用的评价指标包括需求平均等待时间（小时）、专家医生服务次数、加班风险（小时）和会诊室使用量，其中加班风险通过可能的加班时长（小时）表示。会诊室使用量的计算区分上下午时间段，上午正常服务时间为8：00—12：00，下午正常服务时间为14：00—17：30。当某个会诊室的上午有会诊服务安排时，计1次会诊室使用，下午同理。

5.5.3 实验分析结果

（1）成本系数对调度性能的影响。

为研究会诊室分配模型中成本系数的变化对调度性能的影响，本书利用加班—目标和加班—约束两种两级模型，为科室1和科室2在三个数据集上、不同成本系数下进行了远程会诊调度实验，调度性能分别如表5.2~表5.4所示。

观察表5.2中数据集1上科室1和科室2的远程会诊调度结果，可以得到如下四个发现：第一，与实际的调度性能相比，DQN-S用于单科室远程会诊调度问题的求解，能够显著降低需求平均等待时间和专家医生服务次数，但是会提高部分科室的加班风险。DQN-S在本章的优越性能与第4章的结果保持一致。通过DQN-S，科室1的平均等待时间比实际调度降低了35.30%，专家医生服务次数降低了27.78%，加班风险降低了30.30%。通过DQN-S，科室2的平均等待时间比实际调度降低了28.41%，专家医生服务次数降低了46.43%，但是加班风险上升了24.22%。第二，两级模型中深度强化学习和整数规划模型产生了交互。因为加班-约束两级模型中的DQN-S′调度性能与DQN-S不同。与DQN-S相比，DQN-S′使科室1的专家医生服务次数由13增加到14，使科室1和科室2的需求平均等待时间略有减少、加班风险有所上升。第三，总体上成本系数的变化对两级模型调度性能的影响较小。在表5.2中，改变c_1和c_3的大小，加班-约束两级模型使两个科室获得了相差不大的调度性能。整体上，c_1的增加会增加等待时间、会诊室的使用量，会降低加班风险。增加加班成本系数c_2和会诊室开放成本系数c_3获得了和成本系数为1-1-1相同的调度性能。第四，不同类型的两级模型取得了不同的调度性能。在其他性能指标相差不大的前提下，加班-约束两级模型比加班-目标两级模型取得了显著更小的加班风险。具体地，加班-约束两级模型将科室1和科室2的加班风险降至0小时。

表5.2 数据集1上科室1和科室2的远程会诊动态调度性能

模型		科室1（需求数198）			科室2（需求数190）			会诊室使用量
		平均等待时间/小时	服务次数	加班风险/小时	平均等待时间/小时	服务次数	加班风险/小时	
实际		30.85	18	6.70	24.96	28	1.61	42
DQN-S		19.96	13	4.67	17.87	15	2.00	28
加班—目标两级模型	DQN-S′	19.95	13	4.67	17.87	15	2.00	28
	1-1-1	19.95	13	4.67	17.87	15	2.83	26
	5-1-1	19.96	13	4.67	17.93	15	2.00	28
	10-1-1	19.96	13	4.67	17.93	15	2.00	28
	1-5-1	19.95	13	4.67	17.87	15	2.83	26
	1-10-1	19.95	13	4.67	17.87	15	2.83	26
	1-1-5	19.95	13	4.67	17.87	15	2.83	26

续表

模型		科室1（需求数198）			科室2（需求数190）			会诊室使用量
		平均等待时间/小时	服务次数	加班风险/小时	平均等待时间/小时	服务次数	加班风险/小时	
加班—目标两级模型	1-1-10	19.95	13	4.67	17.87	15	2.83	26
	1-5-10	19.95	13	4.67	17.87	15	2.83	26
	1-10-5	19.95	13	4.67	17.87	15	2.83	26
加班—约束两级模型	DQN-S′	19.59	14	5.17	17.72	15	2.50	28
	1—1	18.80	14	0.00	17.82	15	0.00	28
	5—1	18.81	14	0.00	17.82	15	0.00	29
	10—1	18.81	14	0.00	17.82	15	0.00	29
	1—5	18.80	14	0.00	17.82	15	0.00	28
	1—10	18.80	14	0.00	17.82	15	0.00	28

注：为区分算法的使用，用 DQN-S 代表算法仅用于第一级模型求解，即单科室的服务调度；DQN-S′代表算法在两级模型中用于第一级模型求解，以观察 DQN-S 和整数规划模型的交互情况。为节省篇幅，表格中用"平均等待时间"表示需求平均等待时间，用"服务次数"表示专家医生服务次数。

为增强结果的有效性，本书分别在数据集2和数据集3上进行了科室1和科室2的调度实验，结果如表5.3和表5.4所示。观察表中的调度性能结果，可以得到与表5.2类似的发现。此外，表5.4中还可以观察到随着会诊室开放成本 c_3 的增加，会诊室的使用量会减少。但总体上成本系数的改变对两级模型的调度性能影响较小。因此，之后的实验可以设置成本系数为1-1-1和1-1-5或1—1和1—5。此外，两级模型在不同数据集上都取得了优于实际调度和 DQN-S 的调度结果。因此，之后的研究仅在数据集1上进行调度实验。为简化表述，下文没有具体说明使用的数据集时，实验使用的数据集均为数据集1。

表 5.3 数据集 2 上科室 1 和科室 2 的远程会诊动态调度性能

模型		科室 1（需求数 118）			科室 2（需求数 105）			会诊室使用量
		平均等待时间/小时	服务次数	加班风险/小时	平均等待时间/小时	服务次数	加班风险/小时	
实际		33.19	15	4.17	26.25	15	3.61	26
DQN-S		20.04	14	3.17	14.65	16	1.50	26
加班—目标两级模型	DQN-S′	20.04	14	3.17	14.65	16	1.50	26
	1-1-1	20.04	14	3.17	14.65	16	1.50	26
	5-1-1	20.04	14	3.17	14.65	16	1.50	26
	10-1-1	20.04	14	3.17	14.65	16	1.50	26
	1-5-1	20.04	14	3.17	14.65	16	1.50	26
	1-10-1	20.04	14	3.17	14.65	16	1.50	26
	1-1-5	20.04	14	3.17	14.65	16	1.50	26
	1-1-10	20.04	14	3.17	14.65	16	1.50	26
	1-5-10	20.04	14	3.17	14.65	16	1.50	26
	1-10-5	20.04	14	3.17	14.65	16	1.50	26
加班—约束两级模型	DQN-S′	18.89	14	3.00	19.05	14	1.33	26
	1—1	19.11	14	0.00	17.24	14	0.00	25
	5—1	19.11	14	0.00	17.37	15	0.00	27
	10—1	19.11	14	0.00	17.37	15	0.00	27
	1—5	19.11	14	0.00	17.24	14	0.00	25
	1—10	19.11	14	0.00	17.24	14	0.00	25

表 5.4 数据集 3 上科室 1 和科室 2 的远程会诊动态调度性能

模型		科室 1（需求数 219）			科室 2（需求数 129）			会诊室使用量
		平均等待时间/小时	服务次数	加班风险/小时	平均等待时间/小时	服务次数	加班风险/小时	
实际		32.03	14	10.89	23.39	19	0.51	27
DQN-S		13.20	11	9.33	15.58	16	2.83	26
加班—目标两级模型	DQN-S′	13.20	11	9.33	15.58	16	2.83	26
	1-1-1	13.20	11	9.33	15.58	16	2.83	26
	5-1-1	13.20	11	9.33	15.58	16	2.83	26
	10-1-1	13.20	11	9.33	15.58	16	2.83	26
	1-5-1	13.20	11	9.33	15.58	16	2.83	26
	1-10-1	13.20	11	9.33	15.58	16	2.83	26
	1-1-5	13.20	11	9.33	15.58	16	2.83	26
	1-1-10	13.20	11	9.33	15.58	16	2.83	26
	1-5-10	13.20	11	9.33	15.58	16	2.83	26
	1-10-5	13.20	11	9.33	15.58	16	2.83	26
加班—约束两级模型	DQN-S′	15.09	11	0.17	15.58	16	2.83	25
	1—1	15.09	11	0.17	15.26	16	0.17	25
	5—1	15.09	11	0.17	15.26	16	0.17	25
	10—1	15.09	11	0.17	15.26	16	0.17	26
	1—5	15.09	11	0.17	15.26	16	0.17	25
	1—10	15.09	11	0.17	15.26	16	0.17	25

（2）不同需求类型科室组合对模型调度性能的影响。

科室 1 和科室 2 在三个数据集上的需求数存在变化，因此会产生需求大小是否会影响两级模型调度性能的疑问。为解答此疑问，鉴于不同需求类型科室的需求大小差异较大，本书在不同需求类型科室组合的情况下进行调度实验,并观察两级模型调度性能的变化。根据前面可知表2.6,科室1和科室2是不稳定型需求,科室8和科室9是块状型需求。科室1、科室2、科室8和科室9在数据集1测试集上的需求数分别为198,190,64,41。表5.5～表5.7分别显示了科室1和科室8组合、科室2和科室8组合、科室8和科室9组合的远程会诊调度性能。

表5.5 科室1和科室8组合时的远程会诊动态调度性能

模型		科室1（需求数198）			科室8（需求数64）			会诊室使用量
		平均等待时间/小时	服务次数	加班风险/小时	平均等待时间/小时	服务次数	加班风险/小时	
实际		30.85	18	6.70	38.89	10	0.00	26
DQN – S		19.96	13	4.67	19.32	14	1.17	26
加班—目标两级模型	DQN – S'	19.96	13	4.67	19.32	14	1.17	26
	1 – 1 – 1	19.96	13	4.67	19.32	14	1.17	26
	1 – 1 – 5	19.65	13	5.00	19.32	14	1.17	26
加班—约束两级模型	DQN – S'	19.59	14	5.17	19.32	14	1.17	25
	1—1	18.80	14	0.00	19.07	14	0.00	24
	1—5	18.79	14	0.00	18.54	14	0.00	23

观察表5.5～表5.7中的结果有以下四个主要发现：第一,与实际的平均等待时间相比,DQN – S能显著降低不同需求类型科室的平均等待时间,但是可能会增加专家医生的服务次数和加班风险。正因为单科室的DQN – S获得的结果增加了加班风险,所以在两级模型中重点考虑了对加班风险的控制。第二,不同需求类型的科室进行组合对两级模型的调度性能无明显影响。对于需求数量较多的科室1和科室2,两级模型分别在它们与不同需求类型科室组合的情况下,取得了无明显差异的调度性能。对于需求数量较少的科室8,两级模型在它与不同需求类型科室组合的情况下,也取得了无明显差异的调度性能。第三,需求数量较多的科室组合对减少会诊室的使用量更为有利。在需求数量整体较多时,即使部分科室的专家医生服务次数上升导致相应科室使用的会诊室数量上升,但是总体上

会诊室使用量还是少于实际情况。科室 1 和科室 2、科室 1 和科室 8、科室 2 和科室 8 组合时，会诊室使用总数少于实际使用情况。但是在整体需求数量较少的时候，各科室的服务安排在同一时间段的可能性较小，则在同一时间段共用会诊室的情况就会减少。因此，需求数量较少的科室不宜组合在一起。这一发现对未来科室预组合机制的研究有一定的指导意义。第四，在不同需求类型的科室组合时，相比于 DQN-S 和加班—目标两级模型，加班—约束两级模型在平均等待时间和专家医生服务次数相当的情况下，显著降低了加班风险。因此，加班—约束两级模型要优于加班—目标两级模型，之后的调度实验将着重分析加班—约束两级模型的远程会诊调度性能。

表 5.6　科室 2 和科室 8 组合时的远程会诊动态调度性能

模型		科室 2（需求数 190）			科室 8（需求数 64）			会诊室使用量
		平均等待时间/小时	服务次数	加班风险/小时	平均等待时间/小时	服务次数	加班风险/小时	
实际		24.96	28	1.61	38.89	10	0.00	36
DQN-S		17.87	15	2.00	19.32	14	1.17	29
加班—目标两级模型	DQN-S′	17.87	15	2.00	19.32	14	1.17	29
	1-1-1	17.87	15	2.00	19.32	14	1.17	29
	1-1-5	17.87	15	2.00	19.32	14	1.17	29
加班—约束两级模型	DQN-S′	17.72	15	2.50	19.32	14	1.17	27
	1—1	17.82	15	0.00	19.07	14	0.00	26
	1—5	18.45	15	0.00	19.07	14	0.00	25

表 5.7　科室 8 和科室 9 组合时的远程会诊动态调度性能

模型	科室 8（需求数 64）			科室 9（需求数 41）			会诊室使用量
	平均等待时间/小时	服务次数	加班风险/小时	平均等待时间/小时	服务次数	加班风险/小时	
实际	38.89	10	0.00	26.06	11	0.00	21
DQN-S	19.32	14	1.17	19.88	14	0.17	28

续表

模型		科室8（需求数64）			科室9（需求数41）			会诊室使用量
		平均等待时间/小时	服务次数	加班风险/小时	平均等待时间/小时	服务次数	加班风险/小时	
加班—目标两级模型	DQN-S′	19.32	14	1.17	22.78	12	0.00	25
	1-1-1	19.32	14	1.17	19.84	15	0.17	28
	1-1-5	19.32	14	1.17	19.88	14	0.17	28
加班—约束两级模型	DQN-S′	19.38	16	1.50	22.78	12	0.00	26
	1—1	18.59	16	0.00	19.73	15	0.00	26
	1—5	18.59	16	0.00	19.73	15	0.00	26

（3）增加科室数量和间隔约束预排序机制对调度性能的影响。

第（1）和（2）部分的调度实验仅使用了2个样本科室，主要的目的是快速分析成本系数的变化对调度性能的影响，并根据调度性能选择了更优越的加班—约束两级模型。基于前两部分的实验结果，本部分将逐渐增加科室数量并在第二级会诊室分配模型中设置间隔约束预排序机制进行远程会诊调度实验。

当科室数量增加到4时，表5.8中显示了加班—约束两级模型的调度性能。通过调度性能的分析，可以观察到：一是加班—约束两级模型的优越性。在DQN-S能够显著降低平均等待时间和专家医生服务次数的基础上，加班—约束两级模型能够进一步降低加班风险。同时，与实际的会诊室使用量相比，两级模型使会诊室使用量得到了显著的降低。会诊室使用量降低了28和29。二是以调度性能结果中能够明显观察到深度强化学习算法和整数规划产生的交互现象。DQN-S和DQN-S′在科室4中的调度性能差异很大，平均等待时间从23.89小时增加到34.16小时，加班风险从5.50小时增加到7.00小时。DQN-S和DQN-S′在科室1上的加班风险也存在明显的差异。三是通过比较加班-约束两级模型中间隔约束［如式（5-12）所示］是否预排序的调度性能可以发现，预排序设置对模型调度性能的影响较小。从表5.9所示的会诊室使用情况来看，间隔约束是否预排序对同一工作时间段内会诊室共用情况的影响较小，但是间隔约束预排序后可能会出现更多的会诊室共用情况,减少了整体的会诊室使用量。

表 5.8 科室数量为 4 时加班 – 约束两级模型的远程会诊动态调度性能

科室	调度性能	实际	DQN-S	加班-约束两级模型				
				DQN-S′	间隔约束未预排序		间隔约束预排序	
					1—1	1—5	1—1	1—5
科室 1	平均等待时间/小时	30.9	19.96	19.59	18.84	18.81	18.85	18.85
	服务次数	18	13	14	14	14	14	14
	加班风险/小时	6.70	4.67	5.17	0.00	0.00	0.00	0.00
科室 2	平均等待时间/小时	25	17.87	17.91	18.03	18.03	18.03	18.03
	服务次数	28	15	15	15	15	15	15
	加班风险/小时	1.61	2.00	2.00	0.00	0.00	0.00	0.00
科室 3	平均等待时间/小时	34.6	23.98	24.55	23.8	23.8	23.8	23.8
	服务次数	19	12	12	12	12	12	12
	加班风险/小时	0.26	4.00	4.00	0.50	0.50	0.50	0.50
科室 4	平均等待时间/小时	24.89	23.89	34.16	23.46	23.63	23.42	23.42
	服务次数	21	10	11	11	11	11	11
	加班风险/小时	0.01	5.50	7.00	0.83	0.83	0.83	0.83
诊室使用量		78			50	49	49	49

表5.9　科室数量为4时加班-约束两级模型得到的会诊室使用情况

加班-约束 两级模型		诊室使用 方式	科室1	科室2	科室3	科室4	会诊室 使用量
间隔约束 未预排序	1—1	单独	13	13	11	11	48
		D1D2	1				
		D2D3		1			
	1—5	单独	12	13	11	10	46
		D1D4	1				
		D2D3	1	1			
间隔约束 预排序	1—1	单独	12	13	11	10	46
		D1D2	1				
		D1D4	1				
		D2D3		1			
	1—5	单独	12	13	11	10	46
		D1D2	1				
		D1D4	1				
		D2D3		1			

注：为简化科室在同一时间段共用会诊室的表示，用"D1"表示科室1，用"D2"表示科室2，"D1D2"表示科室1和科室2在某个工作时间段共用了会诊室，其他情况以此类推。

当科室数量增加到6时，表5.10中的结果不仅呈现了加班-约束两级模型优越的调度性能，还显示了深度强化学习算法和整数规划更多的交互情况。科室2、科室3、科室4、科室8和科室9的DQN-S′等待时间和服务次数出现了不同的数值。加班-约束两级模型在不同成本系数和是否有间隔约束预排序的设置下，出现了不同的深度强化学习算法和整数规划模型交互情况。一旦整数规划的解与深度强化学习算法所求解的差异较大，就会导致深度强化学习的状态转移情况出现较大变化。较大的状态转移变化可能会使深度强化学习从环境中获得差异较大的反馈，从而产生不同于原来无整数规划影响的解。尽管两级模型中深度强化学习模型和整数规划模型产生了交互，使得调度决策不同于DQN－S，但整体上加班－约束两级模型的调度性能还是优于DQN－S和实际情况。

表5.10 科室数量为6时加班－约束两级模型的远程会诊动态调度性能

科室	调度性能	实际	DQN－S	加班－约束两级模型				
				DQN－S′	间隔约束未预排序		间隔约束预排序	
					1—1	1—5	1—1	1—5
科室1	平均等待时间/小时	30.85	19.96	19.59	18.84	18.86	18.85	18.84
	服务次数	18	13	14	14	14	14	14
	加班风险/小时	6.70	4.67	5.17	0.00	0.00	0.00	0.00
科室2	平均等待时间/小时	24.96	17.87	17.91，20.72	17.99	18.93	18.03	17.97
	服务次数	28	15	14，15	15	15	15	15
	加班风险/小时	1.61	2.00	1.33，2.00	0.00	0.00	0.00	0.00
科室3	平均等待时间/小时	34.56	23.98	24.55~25.13	23.74	25.54	23.8	24.81
	服务次数	19	12	11~13	12	12	12	13
	加班风险/小时	0.26	4.00	3.00，4.00	0.50	0.50	0.50	0.50
科室4	平均等待时间/小时	24.92	23.89	31.86，34.16	23.46	32.07	23.46	24.41
	服务次数	21	10	10	11	10	11	11
	加班风险/小时	0.01	5.5	3.33~7.00	0.83	0.00	0.83	0.83

续表

科室	调度性能	实际	DQN-S	DQN-S'	加班-约束两级模型			
					间隔约束未预排序		间隔约束预排序	
					1—1	1—5	1—1	1—5
科室8	平均等待时间/小时	38.89	19.32	19.38~21.81	21.01	18.62	22.6	18.56
	服务次数	10	14	13, 17	13	16	14	16
	加班风险/小时	0.00	1.17	1.15, 1.17	0.00	0.00	0.00	0.00
科室9	平均等待时间/小时	26.06	19.88	19.88~22.84	19.62	17.6	19.81	18.56
	服务次数	11	14	12, 14	14	12	15	13
	加班风险/小时	0.00	0.17	0.00, 0.17	0.00	0.00	0.00	0.00
诊室使用量		80			72	66	69	60
求解时间/秒					80	79	87	86

在科室数量为6时，式（5-12）是否预排序对两级模型的调度性能影响不明显。加班-约束两级模型在间隔约束是否预排序下取得了相差很小的需求平均等待时间和专家医生服务次数，以及相等的加班风险。略有差异的是加班-约束两级模型在间隔约束预排序下减少了会诊室的使用。表5.10还增加了加班-约束两级模型求解时间的比较，间隔约束是否预排序在科室数量为6时对模型求解时间影响不大。加班-约束两级模型求解时间为79~86秒。

表5.11显示了科室数量为6时，由加班-约束两级模型获得的会诊室使用情况。观察表5.11中的结果可以得到两个结论：第一，提高会诊室的开放成本会减少会诊室的使用量。成本系数设置由1—1变为1—5时，会诊室的使用量由72减少至66，由69减少至60。在会诊室开放成本增加到5时，模型会输出更多的科室在同一工作时间段内共用会诊室的决策，出

现了更多的科室共用会诊室数量,从而减少了总的会诊室使用量。第二,间隔约束预排序能减少会诊室的使用量。在设置相同成本系数的情况下,间隔约束预排序后两级模型的解不仅增加了科室共用会诊室的次数,还增加了共用会诊室的科室组合情况。因此,间隔约束预排序能够帮助整数规划模型得到更多科室共用会诊室的解,减少了会诊室的使用量,进而提高了加班-约束两级模型的调度性能。

表 5.11 科室数量为 6 时加班—约束两级模型获得的会诊室使用情况

加班—约束两级模型		诊室使用方式	科室1	科室2	科室3	科室4	科室8	科室9	会诊室使用量
间隔约束未预排序	1—1	单独	13	12	10	10	8	11	72
		D1D9	1						
		D2D3		1					
		D2D8		2					
		D3D8			1				
		D4D8				1			
		D8D9					2		
	1—5	单独	10	7	10	9	7	6	66
		D1D9	2						
		D1D2	1						
		D1D8	1						
		D2D3		1					
		D2D8		2					
		D2D9		4					
		D3D8			1				
		D3D9			1				
		D4D8				2			
		D8D9					2		

续表

加班—约束两级模型	诊室使用方式	科室1	科室2	科室3	科室4	科室8	科室9	会诊室使用量
间隔约束预排序	1—1							
	单独	11	11	9	10	5	10	69
	D1D8	1						
	D1D9	2						
	D2D3		1					
	D2D8		2					
	D2D9		1					
	D3D8			2				
	D4D8				2			
	D8D9					2		
	1—5							
	单独	11	8	8	7	5	2	60
	D1D8	1						
	D1D9	1						
	D1D2D9	1						
	D2D3D8		1					
	D2D8		2					
	D2D8D9		1					
	D2D9		2					
	D3D4			1				
	D3D8			1				
	D3D9			2				
	D4D8				2			
	D4D9				1			
	D8D9					3		

(4) 科室预组合机制对调度性能的影响。

第(3)部分的实验结果证明了间隔约束预排序通过提升第二级会诊

室分配模型解的质量，提高了整体加班—约束两级模型的调度性能。然而，在该部分的实验中，间隔约束预排序对两级模型求解时间的影响并不显著。为进一步观察间隔约束预排序对模型求解时间的影响，本部分将科室数量增加到 14 并设置成本系数为 1—5 进行远程会诊调度实验。此外，在间隔约束预排序之前，本部分实验还对科室进行了预组合，将较大规模的整数规划模型分解成较小的两个整数规划模型进行求解，以观察模型调度性能和求解时间的变化。

如表 5.12 所示，当科室数量增加到 14 时，本书使用加班—约束两级模型（成本系数 1–5），在三种预处理第一级强化学习解的方式下获得了远程会诊调度性能结果。三种预处理强化学习解的方式包括无预处理（科室未预组合和间隔约束未预排序）、间隔约束预排序（科室未预组合）、科室预组合和间隔约束预排序。观察表 5.12 中的调度性能，可以得到以下四个结论。

第一，在科室数量明显增加的情况下，两级模型仍保持了良好的优越性。与实际调度性能比较，DQN – S 在降低需求平均等待时间和专家医生服务次数上表现优异，但是增了加班风险。加班—约束两级模型在不同的实验设置下能够取得与 DQN – S 无明显差异的平均等待时间和服务次数，同时还能显著降低加班风险，大部分科室的加班风险都降低至 0。因此，加班—约束两级模型在远程会诊动态调度问题上具备明显的优越性。

表 5.12 科室数量为 14 时加班—约束两级模型的远程会诊动态调度性能

科室	调度性能	实际	DQN – S	加班—约束两级模型（1—5）		
				无预处理	间隔约束预排序	科室预组合和间隔约束预排序
科室 1	平均等待时间/小时	30.85	19.96	20.02	20.02	19.97
	服务次数	18	13	14	14	14
	加班风险/小时	6.70	4.67	0.00	0.00	0.00
科室 2	平均等待时间/小时	24.96	17.87	17.51	17.99	18.15
	服务次数	28	15	15	15	15
	加班风险/小时	1.61	2.00	0.00	0.00	0.00

续表

科室	调度性能	实际	DQN-S	加班—约束两级模型（1—5）		
				无预处理	间隔约束预排序	科室预组合和间隔约束预排序
科室3	平均等待时间/小时	34.56	23.98	22.01	23.76	25.48
	服务次数	19	12	12	12	12
	加班风险/小时	0.26	4.00	0.50	0.50	0.50
科室4	平均等待时间/小时	24.92	23.89	23.5	22.28	22.78
	服务次数	21	10	11	12	11
	加班风险/小时	0.01	5.50	0.83	0.83	0.00
科室5	平均等待时间/小时	34.29	26.82	27.08	31.61	31.89
	服务次数	18	11	11	11	11
	加班风险/小时	0.09	1.17	0.00	0.00	0.00
科室6	平均等待时间/小时	31.5	29.7	29.56	31.76	30.07
	服务次数	15	10	10	10	10
	加班风险/小时	0.00	1.33	0.00	0.00	0.00
科室7	平均等待时间/小时	22.87	19.83	20.75	20.18	22.6
	服务次数	20	16	15	16	17
	加班风险/小时	0.00	1.00	0.00	0.00	0.00
科室8	平均等待时间/小时	38.89	19.32	18.92	22.43	18.69
	服务次数	10	14	14	14	16
	加班风险/小时	0.00	1.17	0.00	0.00	0.00

续表

科室	调度性能	实际	DQN-S	加班—约束两级模型（1—5）		
				无预处理	间隔约束预排序	科室预组合和间隔约束预排序
科室 9	平均等待时间/小时	26.06	19.88	20.84	18.77	17.87
	服务次数	11	14	15	14	12
	加班风险/小时	0.00	0.17	0.00	0.00	0.00
科室 10	平均等待时间/小时	26.62	22.11	22.12	21.97	22.41
	服务次数	14	12	12	12	12
	加班风险/小时	0.02	0.17	0.00	0.00	0.00
科室 11	平均等待时间/小时	45.14	19.6	19.68	19.37	19.37
	服务次数	11	13	13	13	13
	加班风险/小时	0.00	1.00	0.00	0.00	0.00
科室 12	平均等待时间/小时	28.58	17.84	18.48	17.74	17.81
	服务次数	12	11	12	11	11
	加班风险/小时	0.00	0.67	0.00	0.00	0.00
科室 13	平均等待时间/小时	24.67	17.65	17.48	17.59	18.05
	服务次数	12	12	12	12	12
	加班风险/小时	0.00	0.33	0.00	0.00	0.00
科室 14	平均等待时间/小时	46.25	25.18	24.58	23.04	23.51
	服务次数	9	11	11	12	10
	加班风险/小时	0.00	1.83	0.00	0.00	0.00
会诊室使用量				139	97	99
求解时间/秒				515	458	405

第二，比较不同的实验设置下加班-约束两级模型的调度性能，三种预处理方式对需求平均等待时间和专家医生服务次数的影响较小。平均等待时间的差异范围为 0~4.81 小时，42 个差值中有 33 个小于 2 小时、有 26 个小于 1 小时。专家医生服务次数的差异为 0、1、2 和 3 次，42 个比较中差值 3 出现一次、差值 2 出现 5 次。三种预处理方式对加班-约束两级模型得到的加班风险几乎无影响，除了加班-约束两级模型通过科室预组合和间隔约束预排序设置后使科室 4 加班风险由 0.83 小时降至 0 小时。

第三，比较三种预处理方式对会诊室使用量的影响，间隔约束预排序后能够明显降低会诊室的使用量，但是"科室预组合和间隔约束预排序"却不能进一步降低会诊室使用量，反而使会诊室使用量有所上升。这是因为可能存在如下情况：科室预组合后划分到各个组合中的科室无法共用会诊室，但是未预组合时需求数较小的科室能够共用会诊室。因此，简单的科室预组合可能会增加会诊室的使用量，未来可就科室预组合机制进行更深入的研究。

第四，比较模型的求解时间，间隔约束预排序能降低模型求解时间，"科室预组合和间隔约束预排序"后能进一步降低模型求解时间。虽然求解速率提升不多，但是在科室数量进一步增加时对模型求解效率的提升有重要意义。间隔约束预排序降低模型求解时间可以解释为模型约束数量的减少。如表 5.13 所示，随着科室数量的增加，加班-约束会诊室分配模型的约束数量呈现大幅增长。科室数量从 2 到 8，即增加至原来的 4 倍时，约束数量增加超过 70 倍。间隔约束预排序后，模型约束数量几乎是约束未预排序模型约束数量的一半。在约束数量明显减少的情况下，模型的求解速度能够得到提升，求解时间得到减少。科室预组合机制降低模型求解时间也可以解释为模型约束的减少。不同的是，科室预组合是通过先减少一个整数规划模型中待优化科室的数量，然后实现减少约束数量的目的。例如，如果根据第一级模型中深度强化学习输出的决策，将有 8 个会诊室输入到第二级会诊室分配模型中，在科室不预组合时，间隔约束预排序后模型的约束数量是 456；但是简单地将 8 个科室分为两个科室组，每个组含 4 个科室，将每个组的科室分别输入到间隔约束预排序的混合整数规划模型中，对应的两个整数规划模型总约束数为"52 + 52 = 104"，约束数量远远小于456。因此，科室预组合通过"分解"的方式降低了模型规模，使约束数量和求解时间减少。

表 5.13 第二级加班－约束会诊室分配模型约束数量的变化

科室数量	加班－约束会诊室分配模型的约束数量	
	间隔约束未预排序	间隔约束预排序
2	10	6
3	39	21
4	100	52
6	366	186
8	904	456

综合四个部分的实验结果，本章研究的主要结论如下：第一，与实际的调度性能相比，DQN－S 能够显著降低需求平均等待时间和专家医生服务次数，但是会提高部分科室加班风险，两级模型能够取得与 DQN－S 相当的需求平均等待时间和专家医生服务次数并降低加班风险。第二，综合考虑调度性能，加班—约束两级模型比加班—目标两级模型更好，在需求平均等待时间、专家医生服务次数、会诊室使用量相差不大的情况下，加班—约束两级模型能够显著降低加班风险。第三，成本系数的变化对两级模型调度性能的平均等待时间和服务次数影响较小，但是会诊室开放成本的增加会减少整体会诊室的使用量。第四，科室数量的增加使两级模型中深度强化学习模型和整数规划模型产生明显交互，即便如此，加班—约束两级模型仍然能保持优越的调度性能。第五，在加班—约束两级模型中，间隔约束预排序对调度性能中需求平均等待时间、专家医生服务次数、加班风险的影响较小，但是能显著减少会诊室的使用量和模型求解时间。类似地，科室预组合设置在不明显改变需求平均等待时间、专家医生服务次数、加班风险、会诊室使用量的前提下，能够进一步提升模型求解速率。

5.6 本章小结

为从远程医疗中心的角度提升远程会诊服务质量和效率，本章在第 4 章研究的基础上进一步考虑会诊室资源的使用和加班风险的控制，构建了两级多科室远程会诊调度模型。在构建的两级模型中，第一级模型用于为临床科室提供优化的会诊服务开始时间；第二级模型基于第一级模型的结果实现了会诊室的分配和服务开始时间的调整，以降低加班风险和减少会诊室的使用量。为加强对加班风险的控制，本书将"加班－目标"形式的第二级会诊室分诊模型改进为"加班－约束"形式，将加班风险放在模型优化目标的首位，以实现加班风险最小化。为求解两级模型，本书构建了基于深度强化学习和整数规划的两级交互式算法。为提升模型求解效率，本书为第二级模型构建了间隔约束预排序机制和基于需求类型的科室预组合机制。

数值实验结果验证了所提出模型和模型求解算法及机制的有效性。由于明显降低了加班风险，加班－约束两级模型优于加班－目标两级模型。通过直接减少约束数量，间隔约束预排序机制使得加班－约束两级模型在保持需求平均等待时间、专家医生服务次数、加班风险无较大变化的情况下，显著减少了会诊室的使用量和模型求解时间，提升了解的质量。类似地，科室预组合机制也降低了两级模型的求解时间。在众多模型中，设置间隔约束预排序机制的加班－约束两级模型在多科室远程会诊动态调度问题上取得了最佳的调度性能。因此，对于远程医疗中心的远程会诊动态调度，该模型可作为服务开始时间调整和会诊室分配的有效工具，应用于远程会诊实际运营管理中，以减少服务成本，提升远程会诊服务质量和效率。

第 6 章　有限会诊室资源下两级多科室远程会诊动态调度

6.1　问题背景

第 5 章的两级多科室远程会诊动态调度研究将减少会诊室使用作为模型优化目标。然而，该模型隐含的前提条件是会诊室资源是充足的，能够满足不同需求量的服务。这样的假设在会诊服务开展的初期，即需求量较少且需求处在初步增长期时比较合理。在需求量持续增长，最大需求量可能超过整体服务能力时，远程会诊动态调度应该考虑有限会诊室资源的限制来进行建模优化。因此，本章考虑有限会诊室资源进行远程会诊动态调度研究。本章是第 5 章的重要扩展。

有限资源导致了有限的服务能力或存储容量。服务能力或存储容量限制是决策优化问题中重要的约束条件，如库存有限情况下供应商的经销策略和库存策略优化（Zhong 和 Zhou），服务能力有限下的用户分组、定价决策、售后策略优化（Liu 等，Zhu 等），有限缓冲区的码头设备等（Zhuang 等）。

对于医疗健康领域的服务调度，容量限制也是构建服务调度模型的重要考虑因素。比如，为在候诊区容量有限的条件下最大化服务人数，Otten 等提出了一种结合了整数线性规划和蒙特卡洛模拟的迭代模拟优化方法，在考虑病人提前到达时间、搭桥时间（预约之间所需的最短时间）和等待时间的情况下优化了门诊病人的就诊时间。为在随机手术时间、随机术后重症监护病房住院时间和 ICU 容量有限的情况下，优化择期手术病人的手术室分配决策，Shehadeh 和 Padman 提出了一种分布式鲁棒的择期手术调度（DRESS）模型，该模型目标为最小化实施和推迟手术成本，以及手术室加班、闲置时间和重症监护病房容量不足等情况的预期成本；数值实验结果证明了 DRESS 相较于随机规划方法的优越性能，并为 DRESS 的实施提供了深入的见解。

为考虑有限会诊室资源进行远程会诊动态调度研究，本章在第 5 章的基础上，构建了有限会诊室资源下两级多科室远程会诊动态调度模型。为求解该模型，基于第 5 章的求解思路，本章在强化学习和整数规划两级交互式算法中嵌入了远程会诊服务开始时间调整算法。因为远程会诊服务安排通常是提前十几个或几十个小时进行决策的，所以调度模型需要考虑未来的需求量来进行服务开始时间的调整，以减少需求量超容量情况的发生，降低加班风险。多个研究已证明需求预测给调度优化问题带来的提高资源利用效率、降低服务成本等益处。因此，本章基于需求预测结果构建服务开始时间调整算法，用于求解有限会诊室资源下的两级多科室远程会诊动态调度模型。基于需求预测结果构建的服务开始时间调整算法能充分考虑未来需求到达的不确定性，有效估计未来服务时间段的剩余容量，以进行服务开始时间调整决策，实现需求的有效调峰，减少需求量超容量情况的发生，进而控制由超容量引起的加班风险。

6.2 问题描述

考虑有限会诊室资源进行两级多科室远程会诊动态调度研究，本章在第 5 章模型的基础上添加了有限的会诊室数量限制，并在模型求解中利用了需求预测结果，问题整体框架如图 6.1 所示。

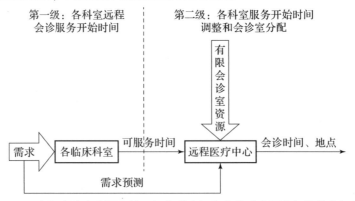

图 6.1 有限会诊室资源下的两级多科室远程会诊动态调度问题整体框架

在有限会诊室资源情况下，两级多科室远程会诊动态调度模型结构在原有两级结构中添加了需求预测结果的传递，以估计剩余服务容量的大小。临床科室远程会诊开始时间会根据对应时间段内剩余服务容量估计值进行调整。

6.3 模型构建

为构建有限会诊室资源下两级多科室远程会诊动态调度模型，除了第 5 章的模型假设外，本章还增加了有关需求预测结果的使用条件。科室远程会诊调度决策由需求到达触发，需求先到达的科室具有服务时间段的优先使用权。而对于需求后到达的科室，远程会诊的安排和调整需要考虑对应服务时间段内需求先到达科室的需求预测结果、自身需求预测结果和服务容量大小。如需调整，会诊开始时间会调整到其他服务时间段。不同于第 5 章服务开始时间调整范围为一个服务时间段内，本章考虑有限会诊室资源，服务开始时间调整范围扩大到临近服务时间段。

本章研究模型基于第 5 章模型进行构建。本章构建的第一级模型与 5.3.1 节构建的临床科室远程会诊调度模型相同，本章构建的第二级模型在 5.3.2 节构建的加班 – 约束会诊室分配模型的基础上，增加有限会诊室数量的条件。为节省篇幅，本章仅呈现第二级模型。本章构建的第二级模型如下所示，与 5.3.2 节所构建模型的主要差别在于会诊室数量不大于 K 的限制，增加的约束如式（6 – 6）所示。

集合：$\mathcal{A}_t = \{a_1^t, \cdots, a_n^t, \cdots, a_{N_t}^t\}$ ——第 t 个可提供远程会诊服务时间段 $\mathcal{A}_t \subset \mathcal{D}$ 内有 N_t 个离散的可服务时刻；

$\mathcal{M}_t = \{\cdots, m, \cdots\} \subseteq \mathcal{M}$ ——远程会诊服务安排在 $\mathcal{A}_t$ 内的科室集；

$\mathcal{I}^{t-1} = \{\cdots, I_m^{t-1}, \cdots\}$，$m \in \mathcal{M}_t$ ——会诊室分配时刻各科室等待的需求数；

$\mathcal{D}_t = \{\cdots, d_m^{i_m}, \cdots\}$，$d_m^{i_m} \in \mathcal{A}_t$，$m \in \mathcal{M}_t$ ——第一级科室的服务调度决策结果（$d_m^{i_m}$ 表示由科室 m 需求 i 到达做出的服务安排决策）；

$\mathcal{K} = \{1, \cdots, k \cdots, K\}$ ——能提供远程会诊服务的会诊室。

参数：A_t^b ——第 t 个工作时间段的上班时间；

A_t^e ——第 t 个工作时间段的下班时间；

Δ——每个需求安排的服务时长;

γ——一个会诊室内相邻科室远程会诊服务之间的服务时长间隔数;

c_1——服务开始时间调整成本;

c_3——会诊室开放成本。

变量:g_m——科室 m 的最终服务时刻与第一级决策时刻的偏差时长。

决策变量:$x_k \in \{0,1\}$,$x_k = 1$ 表示开放会诊室 k;

$y_{mk} \in \{0,1\}$,$y_{mk} = 1$ 表示科室 m 的服务安排到会诊室 k;

$s_m^t \in [A_t^b, A_t^e]$——表示科室 m 最终的远程会诊服务时刻。

目标函数:

$$\min \left(c_1 \sum_{m \in \mathcal{M}_t} g_m + c_3 \sum_{k \in \mathcal{K}} x_k \right) \tag{6-1}$$

模型共有六个约束,如式(6-2)~式(6-7)所示。

$$g_m = |s_m^t - d_m^{i_m}|, \quad \forall m \in \mathcal{M}_t, \quad A_t^b \leq s_m^t \leq A_t^e \tag{6-2}$$

$$\begin{cases} s_m^t + \Delta \cdot I_m^t \leq A_t^e, & I_m^t < N, \quad \forall m \in \mathcal{M}_t, \\ s_m^t = A_t^b, & I_m^t \geq N, \quad \forall m \in \mathcal{M}_t \end{cases} \tag{6-3}$$

$$\sum_{k \in \mathcal{K}} y_{mk} = 1, \quad \forall m \in \mathcal{M}_t \tag{6-4}$$

$$y_{mk} \leq x_k, \quad \forall m \in \mathcal{M}_t, \quad \forall k \in \mathcal{K} \tag{6-5}$$

$$\sum_{k \in \mathcal{K}} x_k \leq \mathcal{K} \tag{6-6}$$

$$y_{mk} \cdot s_m^t + I_m^t \cdot \Delta + \gamma\Delta \leq y_{m'k} \cdot s_{m'}^t, \quad s_m^t < s_{m'}^t, \quad \forall m, m' \in \mathcal{M}_t, \quad \forall k \in \mathcal{K} \tag{6-7}$$

为考虑有限会诊室资源进行远程会诊动态调度,本章在第二级会诊室分配模型中加入了有限会诊室数量的条件。为求解模型,可将有限会诊室数量约束式(6-6)改写为有限服务容量约束。

$$\sum_{m \in \mathcal{M}_t} I_m^{t-1} \leq K \cdot N_t + |\mathcal{M}_t| \cdot \gamma \tag{6-8}$$

其中,$|\mathcal{M}_t| \cdot \gamma$ 可看作处理未来到达需求的不确定性和服务开始时间不确定性预留的安全时间间隔。

6.4 模型求解

本章模型求解思路与第 5 章模型求解思路类似,不同之处在于本章在两级模型之间添加了服务开始时间调整模块，如图 6.2 所示。在有限会诊室资源的条件下，会诊室的容量存在限制。为避免由需求量超过服务能力而引起加班，本章通过服务开始时间调整算法进行需求调峰。因为远程会诊服务开始时间通常是提前一段时间决策的，所以服务开始时间也需要提前进行调整。为此，本书通过需求预测来估计未来时间段会诊室的剩余容量，从而判断是否进行服务开始时间调整。服务开始时间的调整范围为临近服务时间段。如果原本第一级决策安排的服务时间段内所有科室的需求预测值大于会诊室容量，则服务最后安排到该时间段的科室将调整其会诊服务时间段，直到需求预测值小于等于会诊室容量限制。由于服务时间段可能进行调整，所以第二级模型输入的科室和决策集会与第一级输出的科室和决策集存在差异，产生不同的服务时间调整和会诊室安排决策。

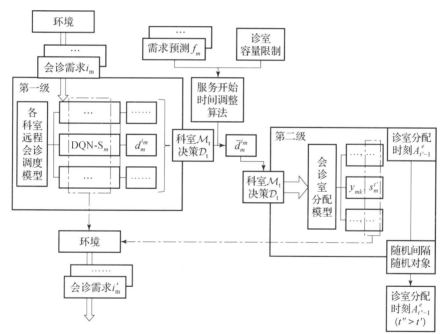

图 6.2　嵌入服务开始时间调整模块的深度强化
学习模型与混合整数规划模型的两级交互模式

需求预测可以估计未来需求到达的不确定性。因此，为提前对服务开始时间进行调整，本书构建基于需求预测的服务开始时间调整算法。该算法利用需求预测值估计剩余服务容量，并根据需求预测值和剩余容量估计值的大小判断是否进行服务开始时间调整，具体如算法 3 所示。

算法 3 有限会诊室资源下考虑需求预测的服务开始时间调整算法

输入：科室 m 需求 i 的到达时刻 t_{i_m} 和由需求到达做出的第一级决策 d_m^{im}，服务容量序列 $\{N_1, N_2, \cdots, N_t, \cdots, N_T\}$，第 t 个工作时间段的上班时间 A_t^b，第 t 个工作时间段的下班时间 A_t^e，有限科室数量 K

输出：考虑需求预测结果和服务容量限制的服务开始时间调整结果 $\bar{d}_m^{im}$

1. 循环：
2.   获取 d_m^{im} 对应服务时间段 $\mathcal{A}_t$
3.   获取服务时间段 $\mathcal{A}_t$ 内的需求预测结果 $\{\cdots, f_t^m, \cdots\}$
4.   会诊服务安排在 $\mathcal{A}_t$ 内的科室 $\mathcal{A}_t = \{\cdots, m, \cdots\}$
5.   如果 $\sum_{m \in \mathcal{M}_t} f_t^m > K \cdot N_t$：
6.   如果 $t = 1$：
7. $d_m^{im} = A_2^b$
8.   如果 $t > 1$：
9.   剩余容量 $r_{t-1} = K \cdot N_{t-1} - \sum_{m \in \mathcal{M}_{t-1}} f_{t-1}^m, r_{t+1} = K \cdot N_{t+1} - \sum_{m \in \mathcal{M}_{t+1}} f_{t+1}^m$
10.   如果 $r_{t-1} \geqslant r_{t+1}$：
11.   如果 $\mathcal{A}_t$ 是星期一上午：
12. $d_m^{im} = A_{t+1}^b$
13.   否则：
14. $d_m^{im} = A_{t-1}^e$
15.   如果 $A_{t-1}^e < t_{i_m}$：
16. $d_m^{im} = A_{t+1}^b$
17.   如果 $r_{t-1} < r_{t+1}$：
18.   如果 $\mathcal{A}_t$ 是星期六上午：
19. $d_m^{im} = A_{t-1}^e$
20.   如果 $A_{t-1}^e < t_{i_m}$：
21. $d_m^{im} = A_{t+1}^b$
22.   否则：
23. $d_m^{im} = A_{t+1}^b$
24.   否则停止循环
25. $\bar{d}_m^{im} \leftarrow d_m^{im}$

6.5 数值实验

6.5.1 数据集

本章选择了与第 5 章相同的科室作为样本,即编号 1~14 的科室,记作 D1~D14;并选择这些科室如表 5.1 中数据集 1 和数据集 2 所示的实际数据进行数值实验。

6.5.2 实验设计

第一级各科室远程会诊调度问题变量和参数设置与第 5 章相同。第一级 DQN-S 输出的服务时间结果经过服务开始时间调整算法后,再输入第二级会诊室分配模型。第二级会诊室分配模型为设置间隔约束预排序机制的加班-约束两级模型,模型的成本系数设置为 $c_1=1$、$c_3=5$,采用 Gurobi 直接求解。

在服务开始时间调整的算法 3 中,需求预测值为各科室每半天的远程会诊需求预测值。由于以半天为单位需求的间歇性会增加,根据第 3 章预测方法的筛选结果,本章采用 SVR 算法构建了远程会诊半天的需求侧模型获得需求预测结果。使用 SVR 算法,本章为科室 1~科室 14 构建提前 1~14 步的需求预测模型,获得了数据集 1 和数据集 2 的预测值。由于间歇性需求预测中常常会出现负的需求预测值,因此为避免负值对剩余服务能力估计的影响,本书将所有的需求预测负值调整为 0。

为显示考虑会诊室容量限制远程会诊动态调度的重要性,本章使用需求平均等待时间(小时)、专家医生服务次数、服务时间段超容量限制的次数和需求数作为调度性能的评价指标。需求平均等待时间会影响需求端(基层医院的医生和病人)对远程会诊服务的满意度,是远程会诊服务质量的重要评价指标。前往远程医疗中心提供远程会诊服务会使专家医生中断实地医疗服务,过多的远程会诊服务次数会影响专家医生实地医院服务质量,降低远程会诊服务效率。如果一个服务时间段内安排的需求量超容量限制,则会提高加班的风险;超过的需求数越大,加班风险越大。根据使用的数据样本，会诊室的最大可用数量设置为 2。根据实地调研结果为每个需求预留 10 分钟的服务时间；一个会诊室上午工作 4 个小时，服务容量限制为 24，下午工作 3.5 个小时，服务容量限制为 21。

为证明本章提出的模型和基于需求预测服务开始时间调整算法的有效性，本章使用了两个调度性能比较对象：一是第 5 章的原始两级调度模型和算法，记作"模型 1"；二是根据图 6.2 的思路构建了考虑等待需求数的两级调度模型，即在算法 3 用需求到达时刻的等待需求数替代需求预测值构建了服务开始时间调整算法，记作"模型 2"。本章构建的考虑需求预测值的两级调度模型记作"模型 3"。

6.5.3 实验分析结果

本节介绍数值实验结果，首先就调度性能指标中需求平均等待时间和专家医生服务次数进行了实际情况和不同模型求解结果的比较，然后分析了三个模型超容量限制的需求量情况，超容量限制的次数越多、需求量越大，加班风险越高。

（1）需求平均等待时间和专家医生服务次数。

就需求平均等待时间和专家医生服务次数而言，本书构建的三个两级调度模型能够获得优于实际情况的调度结果。综合考虑需求平均等待时间和专家医生服务次数，本书构建的三个两级模型调度性能相当。

实际的和三个两级模型求解得到的需求平均等待时间（小时）结果如表 6.1 所示。通过分析可以得出以下两个主要结果：第一，本书所构建的三个模型在多个科室上能够获得小于实际情况的需求平均等待时间。两个数据集上，本书构建的三个模型分别能获得比实际情况短 11%~58% 和 13%~67% 的需求平均等待时间。等待时间与需求侧对服务的满意度有关，等待时间的减少能够提升远程会诊需求侧（基层医生和基层病人）对远程会诊服务的满意度，有利于提升远程会诊服务质量。第二，与模型 1 和模型 2 相比，模型 3 在需求平均等待时间上存在一定的优势。就科室的需求平均等待时间而言，模型 3 取得了比模型 1 和模型 2 更小的值。在数据集 1 上，模型 3 取得了 14 个科室中 8 个科室的最短需求平均等待时间。在数据集 2 上，模型 3 取得了 14 个科室中 9 个科室的最短需求平均等待时间。

两个数据集上的其他科室，模型3取得的需求平均等待时间与模型1或模型2差值较小，为0.1~4.6小时。

表6.1 远程会诊动态调度的需求平均等待时间

科室	数据集1				数据集2			
	实际	模型1	模型2	模型3	实际	模型1	模型2	模型3
D1	30.9	20.0	20.0	16.2	33.2	28.9	28.9	28.8
D2	25.0	18.0	18.0	16.0	26.3	21.1	21.1	17.3
D3	34.6	23.8	23.8	24.0	32.0	21.8	21.8	21.8
D4	24.9	22.3	23.4	23.2	33.8	27.4	27.4	25.2
D5	34.3	31.6	29.2	27.8	23.7	24.5	24.5	30.9
D6	31.5	31.8	29.7	27.2	39.3	21.4	21.4	22.6
D7	22.9	20.2	20.2	20.0	28.1	19.2	19.2	18.9
D8	38.9	22.4	19.2	19.0	27.1	9.4	9.4	10.9
D9	26.1	18.8	19.8	18.3	42.1	14.3	14.3	13.8
D10	26.6	22.0	22.1	22.3	18.2	16.3	16.3	13.2
D11	45.1	19.4	18.9	21.7	43.4	20.3	20.3	18.2
D12	28.6	17.7	17.8	17.8	38.9	21.3	21.3	17.9
D13	24.7	17.6	17.6	16.2	30.0	15.3	15.3	18.1
D14	46.3	23.0	24.6	27.6	33.7	14.9	14.9	15.0
平均	31.5	22.0	21.7	21.2	32.1	19.7	19.7	19.5

实际的和三个两级模型求解得到的专家医生服务次数结果如表6.2所示。通过分析可得出以下三个主要结果：第一，对于大部分科室，三个两级模型获得的专家医生服务次数小于实际值。两个数据集上，两级模型能获得少于实际值1~13次的科室专家医生服务次数的调度结果，多于实际值1~4次的科室专家医生服务次数的调度结果。尽管两级模型在服务次数上不能持续优于实际值，但是相应的需求平均等待时间能够显著低于实际

值，再次体现了服务次数与平均等待时间的权衡，与第 5 章的实验结果相符合。就两个数据集观察时间段整体而言，两级模型的总专家医生服务次数低于实际值。第二，三个两级模型中，模型 1 和模型 2 的调度性能比较接近。模型 1 和模型 2 获得的科室专家医生服务次数差异较小，仅在 D4 和 D14 上取得了差异为 1 的专家医生服务次数。同时，模型 1 和模型 2 的需求平均等待时间比较接近。第三，模型 3 获得了比模型 1 和模型 2 更多的专家医生服务次数。这可以由平均等待时间和服务次数的权衡性进行解释。在模型 3 具有平均等待时间的优势时，专家医生的服务次数可能存在劣势。模型 3 总的服务次数多于模型 1 及模型 2。尽管存在一定差别，但是三个两级模型总的专家医生服务次数差别介于 0～10 次。模型 3 增长的服务次数主要分布在排序靠前需求量比较多的科室，如 D2。对于需求较多的科室，由于考虑了有限的服务资源，模型 3 会将科室的会诊服务开始时间通过算法 3 进行向前或向后的调整。服务开始时间向前调整会减少单次服务对应的需求量，从而避免需求超过容量的情况。由于减少了单次服务的需求量，则需要增加服务次数来提供所有需求的远程服务。因此，模型 3 的服务次数会多于模型 1 和模型 2，间接证明了模型 3 对服务开始时间的有效调整，减少需求量超有限容量情况的发生。

表 6.2 远程会诊动态调度的专家医生服务次数

科室	数据集 1				数据集 2			
	实际	模型 1	模型 2	模型 3	实际	模型 1	模型 2	模型 3
D1	18	14	14	17	14	12	12	12
D2	28	15	15	20	12	10	10	13
D3	19	12	12	13	13	8	8	8
D4	21	12	11	11	12	10	10	11
D5	18	11	11	11	14	11	11	11
D6	15	10	10	11	8	10	10	9
D7	20	16	16	16	11	11	11	11
D8	10	14	14	14	10	13	13	12
D9	11	14	14	14	10	12	12	13

续表

科室	数据集1				数据集2			
	实际	模型1	模型2	模型3	实际	模型1	模型2	模型3
D10	14	12	12	12	9	10	10	11
D11	11	13	13	12	9	8	8	8
D12	12	11	11	11	8	9	9	9
D13	14	12	12	13	11	11	11	11
D14	9	12	11	11	6	6	6	6
总	220	178	176	186	147	141	141	145

（2）需求量和服务容量的分析。

第（1）部分实验结果中，模型3小于模型1和模型2的需求平均等待时间以及多于模型1和模型2的专家医生服务次数，间接反映了模型3对服务开始时间的调整，以达到需求调峰的效果。需求调峰能够避免过多的需求集中在某一时间段，控制由需求量超过服务容量导致的加班。为进一步证明考虑需求预测结果的模型3对需求调峰的效果，本部分对各服务时间段的需求量进行了分析。在会诊室数量限制为2并为每个需求预留10分钟的情况下，上午时间段的总服务容量为48，下午时间段为42。以模型1在数据集1上获得的调度结果为例，表6.3呈现了不同时间段的各科室需求量和容量。从表6.3中明显可以看出有多个时间段的需求量超过了容量，会导致较大的加班风险，显示了需求调峰的必要性。

表6.3 不同服务时间段内的远程会诊需求量

时间段	科室														需求量	容量
	D1	D2	D3	D4	D5	D6	D7	D8	D9	D10	D11	D12	D13	D14		
2	0	0	0	0	0	0	6	1	0	0	0	0	0	0	7	42
3	25	21	0	10	0	0	0	2	0	0	3	3	0	0	64	48
4	0	0	29	0	0	0	0	3	3	4	0	0	6	0	45	42
5	0	0	0	5	2	16	9	0	0	0	0	0	0	9	41	48

续表

时间段	科室														需求量	容量
	D1	D2	D3	D4	D5	D6	D7	D8	D9	D10	D11	D12	D13	D14		
6	0	18	0	0	0	0	0	0	0	0	3	0	0	0	21	42
7	14	0	0	0	0	0	0	0	5	9	0	0	0	3	31	48
8	0	5	9	0	8	6	3	0	0	0	4	0	2	0	37	42
9	0	0	0	0	0	0	0	8	0	0	0	0	0	0	8	48
10	5	0	0	15	0	0	0	0	1	0	0	2	0	0	23	42
11	0	0	0	0	0	0	0	0	0	0	2	0	3	0	5	48
15	0	16	0	0	11	0	3	3	1	4	0	0	0	0	38	48
16	0	0	2	0	0	6	0	0	0	0	3	0	0	0	11	42
17	1	0	0	0	0	0	0	0	0	0	0	2	0	0	3	48
18	0	0	0	1	0	0	1	0	0	0	0	0	0	0	2	42
19	0	0	13	0	0	0	0	0	0	0	0	0	0	0	13	48
20	20	0	0	0	0	7	0	8	0	0	0	0	0	0	35	42
21	0	14	0	10	3	0	4	0	3	0	4	0	3	0	41	48
22	0	0	0	0	0	0	0	0	0	4	0	0	0	1	5	42
23	19	0	0	0	0	0	0	0	0	0	1	0	0	0	20	48
24	0	11	14	0	8	0	0	5	2	0	0	0	2	0	42	42
25	0	0	0	5	0	4	2	0	0	4	1	0	0	0	16	48
29	12	0	0	0	7	0	0	0	0	0	0	0	0	4	23	48
30	0	14	0	0	0	0	2	0	0	0	0	5	7	0	28	42
31	0	0	17	14	0	0	0	0	4	2	0	0	0	2	39	48
32	0	8	0	0	0	4	0	0	0	0	0	0	0	0	12	42
33	27	0	1	0	0	0	6	15	2	0	0	2	4	0	57	48
34	0	0	0	0	9	0	0	0	0	5	12	0	0	3	29	42

续表

时间段	科室														需求量	容量
	D1	D2	D3	D4	D5	D6	D7	D8	D9	D10	D11	D12	D13	D14		
35	0	10	0	0	0	0	6	0	0	0	0	2	0	0	18	48
36	13	0	0	11	0	7	0	2	0	0	0	0	0	0	33	42
37	0	0	12	0	3	0	0	0	5	2	2	0	0	3	27	48
38	0	10	0	0	0	0	1	0	0	0	0	2	0	0	13	42
39	5	0	0	13	0	0	0	1	0	3	0	0	0	0	22	48
43	0	17	0	0	0	0	0	2	0	0	0	0	0	0	19	48
44	0	0	0	0	0	0	0	0	0	6	0	2	12	0	20	42
45	26	0	9	0	13	5	0	0	2	6	0	0	0	0	61	48
46	0	12	8	29	0	0	10	0	0	0	3	5	0	0	67	42
47	0	0	0	0	0	2	8	2	0	0	0	1	3	0	16	48
48	0	11	0	0	3	0	0	0	3	3	0	0	0	0	20	42
49	15	0	0	0	0	4	0	4	0	0	3	4	4	0	34	48
50	0	0	0	0	14	0	0	0	0	0	0	0	0	0	14	42
51	0	18	21	6	0	0	0	0	0	2	0	0	0	0	47	48
52	13	0	0	0	0	2	0	0	6	0	0	1	0	0	22	42
53	0	0	0	0	0	0	3	5	0	0	2	0	0	1	11	48
58	3	5	4	0	8	0	0	0	1	0	0	1	0	1	23	42
59	0	0	0	1	0	0	2	0	0	0	0	0	0	0	3	48
60	0	0	0	0	0	0	1	0	0	0	0	1	0	0	2	42
总	198	190	139	120	86	60	64	64	41	48	48	27	37	46	1 168	

为验证模型对服务开始时间的调整和达到的需求调峰效果，图6.3显示了两个数据集上的需求调峰现象。从图6.3中可以看出，对于模型1和模型2在数据集1和数据集2上时间段3的需求峰值，模型3能够将需求

调整到临近的服务时间段，如时间段 2 和时间段 5，明显降低了时间段 3 的需求量，有利于控制由需求超容量而引起的加班风险。

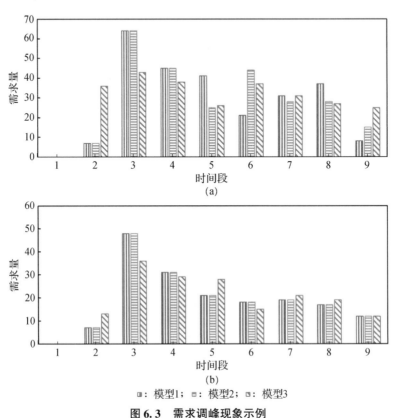

图 6.3　需求调峰现象示例
（a）数据集 1；（b）数据集 2

表 6.4 中呈现了三个模型在两个数据集上有关需求量和容量的比较结果。从表 6.4 中可以获得两个结果：第一，模型 2 与模型 1 在超容量次数和超容量数量方面比较接近，表明模型 2 对需求进行调峰的效果不明显。第二，与模型 1 和模型 2 相比，模型 3 能够获得超容量次数更少、超容量数量更少的远程会诊动态调度结果。特别是在需求量更多的数据集 1，模型 3 的调峰效果更加明显，将超容量的需求量从 66 和 70 降低到了 15，从而能够降低对应的加班风险。从各服务时间段内需求量的标准差看，模型 3 的需求量标准差明显小于模型 1 和模型 2，也反映了模型 3 得到的需求量更加接近均值，差异较大的需求量取值更少。因此，相较于用当前等待需

求数进行服务开始时间调整，考虑需求预测值的服务开始时间调整算法对需求调峰效果更好，能在服务资源有限的情况下实现降低加班风险的目的。

表 6.4　远程会诊动态调度结果中需求量和服务容量的分析

调度结果	数据集 1（需求总量为 1 168）			数据集 2（需求总量为 739）		
	模型 1	模型 2	模型 3	模型 1	模型 2	模型 3
超容量次数	5	7	1	3	3	2
超容量数量	66	70	15	11	11	8
需求量的标准差	18.3	18.2	15.7	15.1	15.1	13.8

综上所述，本章研究结论如下：第一，本章构建的有限会诊室资源下两级多科室远程会诊动态调度模型，能取得优于实际情况的需求平均等待时间和专家医生服务次数，还能对需求进行调峰，减少需求量超容量的次数和数量，达到进一步降低加班风险的目的。第二，在有限服务资源的情况下，有效的服务开始时间调整算法能够实现良好的需求调峰效果。与原始两级模型相比，考虑当前等待需求数的服务开始时间调整算法调峰效果不明显，而考虑需求预测结果的服务开始时间调整算法能够实现明显的调峰效果，这证明了基于需求预测结果的服务开始时间调整算法的有效性。配置基于需求预测结果的服务开始时间调整算法，两级模型通过增加需求量较多科室的服务次数，控制科室单次服务的需求量，明显减少了需求量超容量的次数和数量，减少了由超容量引起的加班风险。第三，就服务调度中的需求调峰效果，基于需求预测的服务开始时间调整算法优于基于当前等待需求数的服务开始时间调整算法，这证明了需求预测对辅助服务调度优化，从而提升远程会诊运营管理水平的重要作用。

6.6　本章小结

基于第 5 章的研究，本章考虑未来需求的持续增长趋势，进行了有限会诊室资源下的远程会诊动态调度研究。在会诊室数量有限的情况下，单个服务时间段的服务容量有限,如果服务时间段内安排的需求量超过容量,则会引起较大的加班风险。因此,本章在第 5 章构建的两级模型中添加了有限会诊室资源约束,在有限服务容量的情况下通过引入服务开始时间调整算法进行需求调峰,以减少需求量超容量次数和数量,进而达到降低加班风险的目的。为根据剩余容量进行有效的服务开始时间调整,本章构建了考虑需求预测的服务开始时间调整算法。该算法利用提前多步需求预测结果,估计剩余容量以判断是否需要进行服务开始时间调整。当一个服务时间段内,所有安排会诊服务科室的需求预测值大于容量时,后安排会诊服务科室的服务时间需要调整到临近的时间段,以将需求分散到临近的服务时间段,实现需求调峰。

  为验证所提出模型和算法的有效性,本章基于实际的临床科室远程会诊数据,使用了两个基准模型作为调度性能比较对象:未添加服务开始时间调整算法的两级模型,添加基于当前等待需求数的服务开始时间调整算法的两级模型。实验结果证明,考虑需求预测的服务时间调整算法能有效进行远程会诊需求调峰,实现更好的动态调度水平。在会诊室数量有限的情况下,使用基于需求预测服务时间调整算法,两级模型能有效优化服务时间和地点、降低由超容量引起的加班风险。该模型可作为需求增长到一定程度时,远程会诊动态调度优化的工具,以保证良好的远程会诊服务质量和效率。

结束语

为提高远程会诊运营管理水平，本书考虑远程会诊多类型、多环节、多主体和流动性等特点，运用机器学习、马尔可夫决策过程、强化学习和整数规划等数据分析和运筹优化的理论和方法，进行了远程会诊需求分类、需求预测和服务动态调度研究。基于需求数据的特征和调度问题的特点，本书为远程会诊构建了有效的需求时间序列分类模型、筛选了合适的需求预测方法、构建了动态服务调度模型和有效的调度模型求解算法。本书共进行了五个具体研究：远程会诊需求分类与服务质量和效率分析、考虑需求类型和间歇性特征的远程会诊需求预测、需求间歇性驱动的单科室远程会诊动态调度、考虑会诊室分配两级多科室远程会诊动态调度和有限会诊室资源下两级多科室远程会诊动态调度。其中，需求分类和需求预测的研究结果用于服务调度研究，为调度模型的构建和求解提供了重要的依据。五个方面的研究工作总结如下。

（1）为获得有效的远程会诊需求分类结果，提升远程会诊服务管理能力，本书考虑需求的多个特征，进行了临床科室远程会诊需求时间序列分类研究，并对需求分类前后的远程会诊服务质量和效率进行了分析比较。本书首先根据文献梳理结果，从需求时间序列中提取了用于需求分类的多个属性组，然后构建了基于集成层次聚类的需求分类模型。该模型同时利用多个属性组和多个层次聚类方法产生了多样的单聚类结果，并利用独热编码、余弦相似度、k均值聚类、网络图表示集成了单聚类结果，获得最终的远程会诊需求分类结果。通过与传统间歇性需求分类方法的比较，分析传统间歇性需求预测方法的科室需求预测性能，数值实验结果验证了提出的集成层次聚类模型在远程会诊需求分类问题上的有效性。分类前后的服务效率和质量分析比较表明了需求分类对远程会诊服务管理的必要性。

与需求分类前的服务质量和效率分析结果不同，需求分类后的分析结果可显示不同需求类型远程会诊服务的待改进之处，为制定针对性的服务改进措施和目标提供了依据。例如，对于不稳定需求类型科室的远程会诊服务，减少需求的平均等待时间是会诊服务改进的重点，可结合专家医生资源的可用性制定对应的调度模型优化目标，从而获得改进的服务调度策略。

（2）为减少供需不平衡情况的发生，提升远程会诊服务质量和效率，本书考虑需求类型和需求间歇性特征进行了临床科室远程会诊日需求预测研究，以获得更加准确的不同疾病远程会诊的需求预测结果。为此，本书使用多种预测方法构建了临床科室远程会诊需求预测模型，并基于需求分类结果分析了模型预测性能的显著差异，为不同类型的需求筛选了合适的预测方法。基于实际数据的实验结果，推荐使用 LR 方法为不稳定型远程会诊需求构建预测模型，使用 SVR 方法为间歇性更高的块状和缓慢型远程会诊需求构建预测模型，以获得准确的日需求预测结果。基于准确的需求预测结果，管理者可以按照一定配比系数合理配置专家医生和会诊室等服务资源的数量，减少资源配置过多或过少情况的发生，在保证服务质量的同时实现服务资源的合理利用。此外，准确的需求预测结果还可用于构建服务时间调整算法，辅助有限会诊室资源下的远程会诊动态调度优化。

（3）为提升远程会诊服务质量和效率，单科室远程会诊动态服务研究旨在为临床科室提供优化的会诊服务开始时间，以减少需求平均等待时间和专家医生服务次数。为此，本书基于需求分类研究中的服务质量和效率分析结果，利用经验成本最小化原则构建了数据驱动的单科室远程会诊调度模型，并将该模型转化成马尔可夫决策过程模型，以进行模型求解。为克服马尔可夫决策过程模型在远程会诊动态调度问题上与环境交互差、要求精确的转移概率等不足，本书构建了深度强化学习算法 DQN－S 算法对调度模型进行求解。基于多个临床科室真实的远程会诊需求到达和服务安排序列数据，通过与实际调度性能和传统价值迭代算法求解结果的比较，实验结果证明了所提出的调度模型和算法在单科室远程会诊动态调度问题上的有效性和优越性。通过调度性能的讨论分析，本书指出应根据实际的历史调度情况和侧重的服务改进优化目标，为 DQN－S 算法构建动作集，以获得优化的服务调度策略。本书研究结果可为临床科室远程会诊动态调度优化提供方法工具，使临床科室能及时响应远程会诊需求，避免需求不确定或较长的等待时间，降低需求离开的可能性，有效减少专家医生服务次数，实现专家医生资源的高效使用，促进临床科室远程会诊服务的可持续发展。

（4）基于单科室优化的远程会诊服务开始时间，本书考虑不固定的服务地点，从远程医疗中心的角度进行了两级多科室远程会诊动态调度研究，旨在优化会诊室的使用和降低加班风险，进一步提升远程会诊服务质量和效率。两级多科室远程会诊动态调度研究将单科室会诊服务开始时间的优化作为第一级优化问题，并将第一级问题的解作为第二级会诊室分配问题的输入，在考虑会诊室使用量和加班风险的情况下，构建了基于混合整数规划的第二级会诊室分配模型。求解会诊室分配模型得到优化的服务地点和可能调整的服务开始时间。为求解两级模型，本书构建了基于深度强化学习和混合整数规划的两级交互式算法。为加快两级模型求解，本书通过间隔约束预排序机制和基于需求类型的科室预组合机制的设置，降低了第二级模型的规模。在数值实验中，与实际调度性能相比，两级模型不仅能够显著减少需求平均等待时间、专家医生服务次数，还能减少会诊室的使用量和降低加班风险。研究结果表明，两级模型和两级交互式算法在考虑会诊室使用和加班风险时，能够为多科室远程会诊动态调度取得更好的性能结果，所构建的两级模型和算法可作为远程医疗中心的远程会诊动态调度工具。

（5）考虑未来需求持续增长的趋势，有限服务资源的限制将成为远程会诊动态调度的重要考虑因素。因此，本书在上一个研究构建的两级模型中添加有限会诊室资源的约束，构建了有限会诊室资源下的两级多科室远程会诊动态调度模型。为求解该模型，本书将有限会诊室资源限制转换为服务容量的限制，并使用需求预测结果构建了服务开始时间调整算法。该算法使用需求预测值估计对应服务时间段的剩余服务容量，并根据剩余服务容量估计值和需求预测值的大小对服务开始时间进行调整。在数值实验中，调度性能比较对象包括未配置服务开始时间调整算法的两级模型和配置基于当前等待需求数服务开始时间调整算法的两级模型。实验结果证明，配置基于需求预测结果的服务开始时间调整算法的两级模型在有限会诊室资源下能有效进行远程会诊动态调度。该模型能获得优化的远程会诊服务开始时间和地点，实现需求调峰，减少需求超容量的次数和数量，从而降低了由需求量超容量引起的加班风险。有限会诊室资源下的远程会诊动态调度研究是上一个研究的重要扩展，所构建的模型和服务开始时间调整算法可作为需求量增长到一定程度时的远程会诊动态调度工具。

综上所述，本书基于实地调研结果和可获得的实际数据进行了远程会诊需求分类、需求预测和服务动态调度研究，旨在为远程会诊运营管理水平的提升提供理论依据和工具方法。本书根据远程会诊实际的需求数据特征和调度问题特点构建了对应的需求分类、需求预测和服务动态调度模型，在模型构建和求解算法上进行了创新，丰富了远程会诊运营管理领域的研究成果，具有重要的理论价值。同时，本书基于实际数据进行数值实验，证明了所提出模型和算法的有效性和优越性，具有重要的实际应用价值。

尽管本书取得了良好的研究成果，但仍有进一步研究的空间。未来的远程会诊运营管理研究可基于以下三个方面进行更深入的探索。

（1）收集更多的实际数据，构建更完善的远程会诊调度模型。由于数据限制，目前的研究中尚未考虑服务时长的不确定性、供需双方差异化偏好等因素。未来研究可收集会诊服务时长、需求侧和供给侧偏好等数据，构建更完善的远程会诊动态调度模型。

（2）加强需求数据分析和服务调度决策的结合。比如，本书基于临床科室的远程会诊需求量预测结果构建了服务开始时间调整算法，解决了有限会诊室资源下的远程会诊调度问题；未来研究可对需求到达间隔、服务时长等进行建模预测，并将这些预测结果用于远程会诊服务时间和地点的决策优化，提升服务质量和效率。

（3）考虑远程会诊全流程的运营管理研究。本书研究关注的是分诊环节之后的远程会诊运营管理，未来研究可运用仿真、数字孪生等方法整体研究远程会诊服务流程中涉及的需求分级、资源配置、服务调度等问题，并分析各个环节之间的相互影响，从整体上提升远程会诊运营管理水平。

参 考 文 献

[1] 雷鹏,冯志昕,丁荆妮,等. 中国医疗资源配置与服务利用现状评价[J]. 卫生经济研究,2019,36(5):50-55.

[2] 李晓雪,郑静晨,李明,等. 我国医疗卫生资源配置现状与政策建议[J]. 中国医院管理,2016,36(11):33-35.

[3] SOOD S, MBARIKA V, JUGOO S, et al. What is telemedicine? A collection of 104 peer-reviewed perspectives and theoretical underpinnings[J]. Telemedicine Journal and E-Health, 2007, 13(5):573-590.

[4] EKELAND A G, BOWES A, FLOTTORP S. Effectiveness of telemedicine: a systematic review of reviews[J]. International Journal of Medical Informatics, 2010, 79(11):736-771.

[5] 李雪斐,拜争刚,姚倩,等. 中国远程医疗研究现状分析[J]. 中国循证医学杂志,2013,13(10):1194-1199.

[6] BYNUM A B, IRWIN C A, CRANFORD C O, et al. The impact of telemedicine on patients' cost savings: some preliminary findings[J]. Telemedicine Journal and E-Health, 2003, 9(4):361-367.

[7] DORRIAN C, FERGUSON J, AH-SEE K, et al. Head and neck cancer assessment by flexible endoscopy and telemedicine[J]. Journal of Telemedicine and Telecare, 2009, 15(3):118-121.

[8] MAIR F, WHITTEN P. Systematic review of studies of patient satisfaction with telemedicine[J]. British Medical Journal, 2000, 320(7248):1517-1520.

[9] WARNER I. Telemedicine applications for home health care[J]. Journal of Telemedicine and Telecare, 1997, 3(1):65-66.

[10] MENGDEN T, VETTER H, TISLER A, et al. Tele-monitoring of home blood pressure[J]. Blood Pressure Monitoring, 2001, 6(4): 185-189.

[11] URE J, PINNOCK H, HANLEY J, et al. Piloting tele-monitoring in COPD: a mixed methods exploration of issues in design and implementation [J]. Primary Care Respiratory Journal, 2012, 21(1): 57-64.

[12] VIRGINIA B, DIEGO B, CRISTINA T, et al. Effect of telephone-delivered interventions on glycemic control in type 2 diabetes treated with glargine insulin[J]. Telemedicine and E-Health, 2018, 25(6): 57-64.

[13] WARD M M, JAANA M, NATAFGI N. Systematic review of telemedicine applications in emergency rooms [J]. International Journal of Medical Informatics, 2015, 84(9): 601-616.

[14] 疏金平,汪卓,周典,等. 远程会诊在急危重症病诊治中的问题与对策[J]. 中国卫生事业管理, 2016, 33(4): 317-319.

[15] HOUGEN H Y, LOBO J M, COREY T, et al. Optimizing and validating the technical infrastructure of a novel tele-cystoscopy system[J]. Journal of Telemedicine and Telecare, 2016, 22(7): 397-404.

[16] RESNECK J S, ABROUK M, STEUER M, et al. Choice, transparency, coordination, and quality among direct-to-consumer telemedicine websites and apps treating skin disease[J]. JAMA Dermatology, 2016, 152(7): 768-775.

[17] HALL R W, DEHNEL P J, ALEXANDER J J, et al. Telemedicine: pediatric applications[J]. Pediatrics, 2015, 136(1): 293-308.

[18] 刘昊,张红,刘靖,等. 互联网+中医远程会诊平台构建与展望[J]. 中国卫生信息管理杂志, 2019, 16(4): 458-461.

[19] KLAASSEN B, VAN BEIJNUM B J F, HERMENS H J. Usability in telemedicine systems—a literature survey[J]. International Journal of Medical Informatics, 2016, 93: 57-69.

[20] 翟运开,赵杰,蔡雁岭. "互联网+"时代的远程医疗服务运营关键问题研究[M]. 北京:科学出版社, 2015.

[21] CUI F, MA Q, HE X, et al. Implementation and application of telemedicine in china:cross-sectional study[J]. JMIR mHealth and uHealth, 2020, 8

(10): 1-20.

[22] DELDAR K, BAHAADINBEIGY K, TARA S M. Teleconsultation and clinical decision making: a systematic review[J]. Acta Informatica Medica, 2016, 24(4): 286-292.

[23] QIAO Y, RAN L, LI J. Optimization of teleconsultation using discrete-event simulation from a data-driven perspective[J]. Telemedicine and e-Health, 2019, 26(1): 1114-1125.

[24] 关欣, 刘兰茹, 朱虹, 等. 美国远程医疗对我国创新实践的启示[J]. 中国卫生事业管理, 2019, 36(8): 565-568.

[25] RAIS A, VIANA A. Operations research in healthcare: a survey[J]. International Transactions in Operational Research, 2010, 18(1): 1-31.

[26] 杜少甫, 谢金贵, 刘作仪. 医疗运作管理:新兴研究热点及其进展[J]. 管理科学学报, 2013, 16(8): 1-19.

[27] 王昱, 唐加福, 曲刚. 医院手术室运作管理:研究热点及发展方向[J]. 系统工程理论与实践, 2018, 38(7): 1778-1791.

[28] 谌文佳, 李金林. 基于合成控制法的远程医疗试点政策效应评估[J]. 中国农村卫生事业管理, 2024, 44(07): 493-501.

[29] 何金凤, 李春玉, 何丽, 等. 远程医疗管理的肺康复对新型冠状病毒肺炎患者肺功能影响的研究[J]. 中国康复医学杂志, 2022, 37(1): 105-108.

[30] 蒋帅, 孙东旭, 翟运开, 等. 远程医疗在新冠肺炎疫情防控中的实践与探索[J]. 中国数字医学, 2021, 16(3): 109-113.

[31] WILSON L S, MAEDER A J. Recent directions in telemedicine: review of trends in research and practice[J]. Healthcare Informatics Research, 2015, 21(4): 213-222.

[32] 董天舒, 张梅奎. 我院开展远程会诊的实践与探索[J]. 转化医学杂志, 2020, 9(1): 45-49.

[33] 顾海, 吴迪, 韩光曙, 等. 我国区域远程会诊服务平台构建研究[J]. 中国卫生政策研究, 2019, 12(7): 65-69.

[34] 黄应斌, 徐红霞, 王涤非, 等. 远程协同医疗服务费用结算方式研究[J]. 中国医院, 2014, 18(12): 8-10.

[35] WANG X, ZHANG Z, YANG L, et al. Price and capacity decisions in a telemedicine service system under government subsidy policy [J]. International Journal of Production Research, 2012(17): 5130-5143.

[36] SAGHAFIAN S, HOPP W J, IRAVANI S M R, et al. Workload management in telemedical physician triage and other knowledge-based service systems [J]. Management Science, 2018, 64(11): 5180-5197.

[37] 路薇, 赵杰, 翟运开. 混合决策下考虑第三方偏好的远程医疗服务匹配方法[J]. 控制与决策, 2021, 36(11): 2803-2811.

[38] 董天舒, 张梅奎. 医院预约挂号模式在远程会诊调度环节的运用与思考[J]. 中国医院管理, 2017, 37(1): 40-41.

[39] ERDOGAN S A, KRUPSKI T L, LOBO J M. Optimization of telemedicine appointments in rural areas[J]. Service Science, 2018, 10(3): 261-276.

[40] QIAO Y, RAN L, LI J L, et al. Design and comparison of scheduling strategy for teleconsultation[J]. Technology and Health Care, 2021, 29(5): 1-15.

[41] 乔岩, 冉伦, 李金林, 等. 基于两阶段随机规划的远程会诊预约调度问题研究[J]. 中国管理科学, 2024, 32(01): 86-93.

[42] LOPEZ SEGUI F, EGG AGUILAR R A, DE MAEZTU G, et al. Teleconsultations between patients and healthcare professionals in primary care in catalonia: the evaluation of text classification algorithms using supervised machine learning[J]. International Journal of Environmental Research and Public Health, 2020, 17(3): 1-9.

[43] 马倩倩, 崔芳芳, 孙东旭, 等. 远程医疗会诊服务就诊人群分布以及就诊需求分析[J]. 中国医院管理, 2019, 39(9): 20-23.

[44] KWONG E W-Y, WU H, PANG G K-H. A prediction model of blood pressure for telemedicine[J]. Health Informatics Journal, 2018, 24(3): 227-244.

[45] CHAKRABORTY C, GUPTA B, GHOSH S K, et al. Telemedicine supported chronic wound tissue prediction using classification approaches [J]. Journal of Medical Systems, 2016, 40(3): 1-12.

[46] MAAROP N, WIN K T. Understanding the need of health care providers for teleconsultation and technological attributes in relation to the acceptance of teleconsultation in malaysia: a mixed methods study[J]. Journal of Medical Systems, 2012, 36(5): 2881-2892.

[47] 蒋帅, 孙东旭, 赵杰, 等. 基于医务人员视角的远程医疗服务使用意愿和关键问题研究[J]. 中华医院管理杂志, 2021, 37(1): 25-29.

[48] PARK H, CHON Y, LEE J, et al. Service design attributes affecting diabetic patient preferences of telemedicine in south korea[J]. Telemedicine and e-Health, 2011, 17(6): 442-451.

[49] JI M, WANG S, PENG C, et al. Two-stage robust telemedicine assignment problem with uncertain service duration and no-show behaviours[J]. Computers & Industrial Engineering, 2022, 169: 108226.

[50] ESCOBAR-CURBELO L, MORENO A I F, MURIEL A. The ideal patient for teleconsultation and saving resources[J]. Telemedicine and E-Health, 2021, 27(7): 792-799.

[51] CRUZ-GOMES S, AMORIM-LOPES M, ALMADA-LOBO B. The demand for healthcare services and resources: patterns, trends and challenges in healthcare delivery[C]. Berlin: Springer International Publishing, 2019.

[52] 高松, 徐华. 医疗服务需求层次模型构建[J]. 解放军医院管理杂志, 2020, 27(11): 1026-1029, 1038.

[53] 冯荣芳, 王鹏, 张振香, 等. 国内外社区慢性病患者护理需求分类工具研究进展[J]. 中国全科医学, 2018, 21(31): 3901-3905.

[54] 李航, 刘素珍. 老年人居家医疗护理服务需求等级评估工具研究现状[J]. 医学与社会, 2022, 35(06): 7-11.

[55] GOVINDAN K, MINA H, ALAVI B. A decision support system for demand management in healthcare supply chains considering the epidemic outbreaks: A case study of coronavirus disease 2019 (COVID-19)[J]. Transportation Research Part E: Logistics and Transportation Review, 2020, 138: 101967.

[56] BACCHETTI A, SACCANI N. Spare parts classification and demand

forecasting for stock control: investigating the gap between research and practice[J]. Omega - International Journal of Management Science, 2012, 40(6): 722 - 737.

[57] 徐晓燕. 一种基于需求特性分类的备件库存管理方法及其实证研究[J]. 系统工程理论与实践, 2006, 26(2): 62 - 67.

[58] SLIVER J D, DYKE D F. Inventory management and production planning and scheduling[J]. Reliable Computing, 1998, 12(2): 141 - 151.

[59] SYNTETOS M, BOYLAN J E, CROSTON J D. On the categorization of demand patterns[J]. Journal of the Operational Research Society, 2005, 56(5): 495 - 503.

[60] BOYLAN J E, SYNTETOS A A, KARAKOSTAS G C. Classification for forecasting and stock control: a case study[J]. Journal of the Operational Research Society, 2008, 59(4): 473 - 481.

[61] VISWANATHAN S, BHATNAGAR R. The application of ABC analysis in production and logistics: an explanation for the apparent contradiction[J]. International Journal of Services & Operations Management, 2005, 1(3): 257 - 267.

[62] TEUNTER R H, BABAI M Z, SYNTETOS A A. ABC classification: service levels and inventory costs[J]. Production and Operations Management, 2010, 19(3): 343 - 352.

[63] PARTOVI F Y, ANANDARAJAN M. Classifying inventory using an artificial neural network approach[J]. Computers & Industrial Engineering, 2002, 41(4): 389 - 404.

[64] HUISKONEN J, NIEMI P, PIRTTILä T. The role of C - products in providing customer service—refining the inventory policy according to customer - specific factors[J]. International Journal of Production Economics, 2005, 93: 139 - 149.

[65] MOON S, SIMPSON A, HICKS C. The development of a classification model for predicting the performance of forecasting methods for naval spare parts demand[J]. International Journal of Production Economics, 2013, 143(2): 449 - 454.

[66] 章永来, 周耀鉴. 聚类算法综述[J]. 计算机应用, 2019, 39(7): 1869-1882.

[67] MEHTA V, BAWA S, SINGH J. Analytical review of clustering techniques and proximity measures[J]. Artificial Intelligence Review, 2020, 53(8): 5995-6023.

[68] AGHABOZORGI S, SEYED SHIRKHORSHIDI A, YING WAH T. Time-series clustering – A decade review[J]. Information Systems, 2015, 53: 16-38.

[69] KEOGH E, LIN J. Clustering of time-series subsequences is meaningless: implications for previous and future research[J]. Knowledge & Information Systems, 2005, 8(2): 154-177.

[70] MöRCHEN F, ULTSCH A, HOOS O. Extracting interpretable muscle activation patterns with time series knowledge mining[J]. International Journal of Knowledge-based and Intelligent Engineering Systems, 2005, 9(3): 197-208.

[71] HAUTAMAKI V, NYKANEN P, FRANTI P. Time-series clustering by approximate prototypes[C]. proceedings of the The 19th International Conference on Pattern Recognition, 2008.

[72] AACH J, CHURCH G M. Aligning gene expression time series with time warping algorithms[J]. Bioinformatics, 2001, 17(6): 495-508.

[73] ZHANG X, LIU J, DU Y, et al. A novel clustering method on time series data[J]. Expert Systems with Applications, 2011, 38(9): 11891-11900.

[74] FAWAZ H I, FORESTIER G, WEBER J, et al. Deep learning for time series classification: a review[J]. Data Mining and Knowledge Discovery, 2019, 33(4): 917-963.

[75] ZHOU P, ANG B W, POH K L. A trigonometric grey prediction approach to forecasting electricity demand[J]. Energy, 2006, 31(14): 2839-2847.

[76] DE FELICE M, ALESSANDRI A, RUTI P M. Electricity demand forecasting over Italy: potential benefits using numerical weather prediction models

[J]. Electric Power Systems Research, 2013, 104: 71-79.

[77] RAZA M Q, MITHULANANTHAN N, LI J, et al. Multivariate Ensemble Forecast Framework for Demand Prediction of Anomalous Days[J]. IEEE Transactions on Sustainable Energy, 2020, 11(1): 27-36.

[78] HUANG Y-L, LIN C-T. Developing an interval forecasting method to predict undulated demand[J]. Quality & Quantity, 2011, 45(3): 513-524.

[79] LIU H, LIU Y, WANG Y, et al. Hot topics and emerging trends in tourism forecasting research: a scientometric review [J]. Tourism Economics, 2019, 25(3): 448-468.

[80] EGRI P. Information elicitation for aggregate demand prediction with costly forecasting[J]. Autonomous Agents and Multi-Agent Systems, 2016, 30(4): 681-696.

[81] YANG D, LI S, PENG Z, et al. MF-CNN: traffic flow prediction using convolutional neural network and multi-features fusion [J]. IEICE Transactions on Information and Systems, 2019, (8): 1526-1536.

[82] ZHAO S, MI X. A novel hybrid model for short-term high-speed railway passenger demand forecasting[J]. IEEE Access, 2019, 7: 175681-175692.

[83] LUO X L, LI D Y, ZHANG S R. Traffic flow prediction during the holidays based on DFT and SVR[J]. Journal of Sensors, 2019(01): 1-10.

[84] CHENG C-H, WANG J-W, LI C-H. Forecasting the number of outpatient visits using a new fuzzy time series based on weighted-transitional matrix[J]. Expert Systems with Applications, 2008, 34(4): 2568-2575.

[85] HADAVANDI E, SHAVANDI H, GHANBARI A, et al. Developing a hybrid artificial intelligence model for outpatient visits forecasting in hospitals[J]. Applied Soft Computing, 2012, 12(2): 700-711.

[86] YU L, HANG G, TANG L, et al. Forecasting patient visits to hospitals using a WD&ANN-based decomposition and ensemble model[J]. Eurasia Journal of Mathematics Science and Technology Education, 2017, 13(12):

7615-7627.

[87] WARGON M, GUIDET B, HOANG T D, et al. A systematic review of models for forecasting the number of emergency department visits[J]. Emergency Medicine Journal, 2009, 26(6):395-399.

[88] KADRI F, HARROU F, CHAABANE S, et al. Time series modelling and forecasting of emergency department overcrowding[J]. Journal of Medical Systems, 2014, 39(8): 1-20.

[89] ABOAGYE-SARFO P, MAI Q, SANFILIPPO F M, et al. A comparison of multivariate and univariate time series approaches to modelling and forecasting emergency department demand in Western Australia[J]. Journal of Biomedical Informatics, 2015, 57: 62-73.

[90] AFILAL M, YALAOUI F, DUGARDIN F, et al. Forecasting the emergency department patients flow[J]. Journal of Medical Systems, 2016, 40(7): 1-18.

[91] XU M, WONG T C, CHIN K S. Modeling daily patient arrivals at Emergency Department and quantifying the relative importance of contributing variables using artificial neural network[J]. Decision Support Systems, 2013, 54 (3): 1488-1498.

[92] ZOR C, CEBI F. Demand prediction in health sector using fuzzy grey forecasting[J]. Journal of Enterprise Information Management, 2018, 31 (6): 937-949.

[93] ORDU M, DEMIR E, TOFALLIS C. A comprehensive modelling framework to forecast the demand for all hospital services[J]. International journal of health planning and management, 2019, 34(2):1257-1271.

[94] CROSTON J D. Forecasting and stock control for intermittent demands[J]. Journal of the Operational Research Society, 1972, 23(3): 289-303.

[95] KOURENTZES N. On intermittent demand model optimisation and selection [J]. International Journal of Production Economics, 2014, 156: 180-190.

[96] KOURENTZES N. Intermittent demand forecasts with neural networks[J]. International Journal of Production Economics, 2013, 143(1): 198-206.

[97] NIKOLOPOULOS K I, BABAI M Z, BOZOS K. Forecasting supply chain sporadic demand with nearest neighbor approaches[J]. International Journal of Production Economics, 2016, 177: 139-148.

[98] LOLLI F, GAMBERINI R, REGATTIERI A, et al. Single-hidden layer neural networks for forecasting intermittent demand[J]. International Journal of Production Economics, 2017, 183: 116-128.

[99] BABAI M Z, TSADIRAS A, PAPADOPOULOS C. On the empirical performance of some new neural network methods for forecasting intermittent demand[J]. IMA Journal of Management Mathematics, 2020, 31(3): 281-305.

[100] 周杰. 预约调度对患者两个等待时间影响的研究现状及展望[J]. 中国医院管理, 2019, 39(7): 39-41.

[101] ZIYA, SERHAN, KULKARNI, et al. A tandem queueing model for an appointment-based service system[J]. Queueing Systems Theory & Applications, 2015, 79: 53-85.

[102] PATRICK J, PUTERMAN M L. Improving resource utilization for diagnostic services through flexible inpatient scheduling: a method for improving resource utilization[J]. Journal of the Operational Research Society, 2007, 58(2): 235-245.

[103] HASSIN R, MENDEL S. Scheduling arrivals to queues: a single-server model with no-shows[J]. Management Science, 2008, 54(3): 565-572.

[104] HAHN-GOLDBERG S, CARTER M W, BECK J C, et al. Dynamic optimization of chemotherapy outpatient scheduling with uncertainty[J]. Health Care Management Science, 2014, 17(4): 379-392.

[105] 王珊珊, 李金林, 彭春, 等. 不确定服务时间下分布式鲁棒门诊预约调度和排程[J]. 系统工程学报, 2019, 34(4): 566-576.

[106] JIANG B, TANG J, YAN C. A stochastic programming model for outpatient appointment scheduling considering unpunctuality[J]. Omega-International Journal of Management Science, 2019, 82: 70-82.

[107] SHEHADEH K S, COHN A, EPELMAN M A. Analysis of models for the

stochastic outpatient procedure scheduling problem[J]. European Journal of Operational Research, 2019, 279(3): 721-731.

[108] ISSABAKHSH M, LEE S, KANG H. Scheduling patient appointment in an infusion center: a mixed integer robust optimization approach[J]. Health Care Management Science, 2021, 24(10): 117-139.

[109] LI X, WANG J, FUNG R. Approximate dynamic programming approaches for appointment scheduling with patient preferences[J]. Artificial Intelligence in Medicine, 2018, 85: 16-25.

[110] 于艺, 梁峰. 考虑患者偏好与加号行为的门诊预约调度优化方法[J]. 工业工程与管理, 2019, 24(2): 1-9.

[111] 张文思, 李金林, 冉伦, 等. 随机服务时间下异质患者门诊预约调度优化[J]. 运筹与管理, 2020, 29(5): 26-36.

[112] 刘阳, 耿娜. 面向多检查的门诊患者调度研究[J]. 运筹与管理, 2017, 26(9): 78-87.

[113] 任宗伟, 郭海妮. 考虑患者回诊情况下的门诊科室调度优化[J]. 运筹与管理, 2018, 27(4): 39-49.

[114] AZADEH A, FARAHANI M H, TORABZADEH S, et al. Scheduling prioritized patients in emergency department laboratories[J]. Computer Methods and Programs in Biomedicine, 2014, 117(2): 61-70.

[115] HE S, SIM M, ZHANG M. Data-driven patient scheduling in emergency departments: a hybrid robust-stochastic approach[J]. Management Science, 2019, 65(9): 4123-4140.

[116] GRANO M, MEDEIROS D J, EITEL D. Accommodating individual preferences in nurse scheduling via auctions and optimization[J]. Health Care Management Science, 2009, 12(3): 228-242.

[117] SUNDARAMOORTHI D, CHEN V, ROSENBERGER J M, et al. A data-integrated simulation model to evaluate nurse-patient assignments[J]. Health Care Management Science, 2009, 12(3): 252-268.

[118] MAENHOUT B, VANHOUCKE M. Branching strategies in a branch-and-price approach for a multiple objective nurse scheduling problem[J]. Journal of Scheduling, 2010, 13(1): 77-93.

[119] WONG T C, XU M, CHIN K S. A two-stage heuristic approach for nurse scheduling problem: a case study in an emergency department[J]. Computers & Operations Research, 2014, 51(51): 99-110.

[120] SIMI S, MILUTINOVI D, SEKULI S, et al. A hybrid case-based reasoning approach to detecting the optimal solution in nurse scheduling problem[J]. Logic Journal of IGPL, 2018, 28(2): 226-238.

[121] BOWIE D, FISCHER R, HOLLAND M L. Development and Implementation of forecasting Model for inpatient nurse scheduling[J]. Nursing Economics, 2019, 37(3): 144-151.

[122] SCHOENFELDER J, BRETTHAUER K M, WRIGHT P D, et al. Nurse scheduling with quick-response methods: Improving hospital performance, nurse workload, and patient experience[J]. European Journal of Operational Research, 2020, 283(1): 390-403.

[123] TIWA B, PS A, GVB A. The nurse rerostering problem: strategies for reconstructing disrupted schedules [J]. Computers & Operations Research, 2019, 104: 319-337.

[124] GUO M, WU S, LI B, et al. Integrated scheduling of elective surgeries and surgical nurses for operating room suites[J]. Flexible Services and Manufacturing Journal, 2016, 28(1): 166-181.

[125] CARTER M W, LAPIERRE S D. Scheduling emergency room physicians [J]. Health Care Management Science, 2002, 4(4): 347-360.

[126] KIRIS S, YUZUGULLU N, ERGUN N, et al. A knowledge-based scheduling system for Emergency Departments[J]. Knowledge-Based Systems, 2010, 23(8): 890-900.

[127] CARDOEN B, DEMEULEMEESTER E, BELIEN J. Operating Room Planning and Scheduling: a Literature Review[J]. European Journal of Operational Research, 2010, 201(3): 921-932.

[128] WEISS E. Models for determining estimated start times and case orderings in hospital operating rooms[J]. IIE Transactions, 1990, 22(2): 143-150.

[129] DENTON B, VIAPIANO J, VOGL A. Optimization of surgery sequencing

and scheduling decisions under uncertainty[J]. Health Care Management Science, 2007, 10(1): 13-24.

[130] MANCILLA C, STORER R. A sample average approximation approach to stochastic appointment sequencing and scheduling[J]. IIE Transactions, 2012, 44(8): 655-670.

[131] ZHOU S, YUE Q. Sequencing and scheduling appointments for multi-stage service systems with stochastic service durations and no-shows[J]. International Journal of Production Research, 2021: 1-21.

[132] WU X, ZHOU S. Sequencing and scheduling appointments on multiple servers with stochastic service durations and customer arrivals[J]. Omega-International Journal of Management Science, 2022, 106: 1-16.

[133] FEI H, CHU C, MESKENS N. Solving a tactical operating room planning problem by a column-generation-based heuristic procedure with four criteria[J]. Annals of Operations Research, 2009, 166(1): 91-108.

[134] MIN D, YIH Y. An elective surgery scheduling problem considering patient priority[J]. Computers & Operations Research, 2010, 37(6): 1091-1099.

[135] DENTON B T, MILLER A J, BALASUBRAMANIAN H J, et al. Optimal allocation of surgery blocks to operating rooms under uncertainty[J]. Operations Research, 2010, 58(4): 802-816.

[136] 王昱, 唐加福. 医院手术调度问题的两阶段鲁棒优化方法研究[J]. 系统工程学报, 2016, 31(4): 431-440.

[137] MIN D, YIH Y. Scheduling elective surgery under uncertainty and downstream capacity constraints[J]. European Journal of Operational Research, 2010, 206(3): 642-652.

[138] ZHANG J, DRIDI M, EL MOUDNI A. A two-level optimization model for elective surgery scheduling with downstream capacity constraints[J]. European Journal of Operational Research, 2019, 276(2): 602-613.

[139] LAMIRI M, XIE X, DOLGUI A, et al. A stochastic model for operating room planning with elective and emergency demand for surgery[J]. European Journal of Operational Research, 2008, 185(3): 1026-1037.

[140] VAN RIET C, DEMEULEMEESTER E. Trade – offs in operating room planning for electives and emergencies: a review[J]. Operations Research for Health Care, 2015, 7: 52 – 69.

[141] WULLINK G, VAN HOUDENHOVEN M, HANS E W, et al. Closing emergency operating rooms improves efficiency[J]. Journal of Medical Systems, 2007, 31(6): 543 – 546.

[142] LATORRE – NUNEZ G, LUEER – VILLAGRA A, MARIANOV V, et al. Scheduling operating rooms with consideration of all resources, post anesthesia beds and emergency surgeries[J]. Computers & Industrial Engineering, 2016, 97: 248 – 257.

[143] ROLAND B, DI MARTINELLY C, RIANE F, et al. Scheduling an operating theatre under human resource constraints[J]. Computers & Industrial Engineering, 2010, 58(2):212 – 220.

[144] SILVA T A O, DE SOUZA M C, SALDANHA R R, et al. Surgical scheduling with simultaneous employment of specialised human resources [J]. European Journal of Operational Research, 2015, 245(3): 719 – 730.

[145] WANG Y, TANG J, PAN Z, et al. Particle swarm optimization – based planning and scheduling for a laminar – flow operating room with downstream resources[J]. Soft Computing, 2015, 19(10): 2913 – 2926.

[146] WANG J, GUO H, TSUI K – L. Two – stage robust optimisation for surgery scheduling considering surgeon collaboration[J]. International Journal of Production Research, 2021, 59(21): 6437 – 6450.

[147] ROSHANAEI V, LUONG C, ALEMAN D M, et al. Collaborative operating room planning and scheduling[J]. Informs Journal on Computing, 2017, 29(3): 558 – 580.

[148] 罗利, 石应康. 医疗服务资源调度优化理论、方法及应用[M]. 北京: 科学出版社, 2014.

[149] CREEMERS S, BELIEN J, LAMBRECHT M. The optimal allocation of server time slots over different classes of patients[J]. European Journal of Operational Research, 2012, 219(3): 508 – 521.

[150] KAMRAN M A, KARIMI B, DELLAERT N. A column – generation – heuristic – based benders' decomposition for solving adaptive allocation scheduling of patients in operating rooms[J]. Computers & Industrial Engineering, 2020, 148:106698.

[151] WANG J, LI X, CHU J, et al. A two – stage approach for resource allocation and surgery scheduling with assistant surgeons[J]. IEEE Access, 2020, 8: 49487 – 49496.

[152] DO REGO J R, DE MESQUITA M A. Demand forecasting and inventory control: a simulation study on automotive spare parts[J]. International Journal of Production Economics, 2015, 161: 1 – 16.

[153] BUCHER D, MEISSNER J. Configuring single – echelon systems using demand categorization[M]. Berlin: Springer, 2011.

[154] KAMPEN T, AKKERMAN R, DONK D. SKU classification: a literature review and conceptual framework[J]. International Journal of Operations & Production Management, 2012, 32(7): 850 – 876.

[155] WILLIAMS T M. Stock control with sporadic and slow – moving demand [J]. Journal of the Operational Research Society, 1984, 35(10): 939 – 948.

[156] JONSTON F R, BOYLAN J E. Forecasting for Items with Intermittent Demand[J]. Journal of the Operational Research Society, 1996, 47(1): 113 – 121.

[157] KINGSMAN A. Forecasting for the ordering and stock – holding of spare parts[J]. Journal of the Operational Research Society, 2004, 55(4): 431 – 437.

[158] SYNTETOS A A, KEYES M, BABAI M Z. Demand categorisation in a European spare parts logistics network[J]. International Journal of Operations & Production Management, 2009, 29(3): 292 – 316.

[159] CHITTURI P, GERSHON R, CHEN R, et al. Identification and classification of intermittent demand patterns[J]. International Journal of Productivity and Quality Management, 2010, 6(3): 304 – 317.

[160] KAUFMAN L, ROUSSEEUW P J. Finding groups in data: an introduction

to cluster analysis[M]. New York:Wiley, 1990.

[161] 周志华. 机器学习[M]. 北京:清华大学出版社, 2016.

[162] FABIAN PEDREGOSA, GAëL VAROQUAUX, ALEXANDRE GRAMFORT, et al. Scikit-learn:machine learning in python[J]. Journal of Machine Learning Research, 2011, 12(85):2825-2830.

[163] ZHOU Z-H. Ensemble methods:foundations and algorithms (1st ed.)[M]. Boca Raton:Chapman and Hall/CRC, 2012.

[164] HORNIK K. Cluster ensembles[J]. Studies in Classification Data Analysis & Knowledge Organization, 2015, 1(4):65-72.

[165] WONG E, MAVONDO F, FISHER J. Patient feedback to improve quality of patient-centred care in public hospitals:a systematic review of the evidence[J]. BMC Health Services Research, 2020, 20(01):530-546.

[166] HIDAYAT N, AHSAN A, RAHAYU M, et al. Response time, waiting time and service quality in emergency department[J]. International Journal of Public Health Science, 2020, 9(3):199.

[167] CORTES C, VAPNIK V. Support-vector networks[J]. Machine Learning, 1995, 20(3):273-297.

[168] SMOLA A J, SCHöLKOPF B. A tutorial on support vector regression[J]. Statistics and Computing, 2004, 14(3):199-222.

[169] CHEN W, YU L, LI J. Forecasting teleconsultation demand with an ensemble attention-based bidirectional long short-term memory model[J]. International Journal of Computational Intelligence Systems, 2021, 14(1):821-833.

[170] 郭海男, 谢越, 于丹丹, 等. 考虑远程复诊需求的门诊预约调度优化[J]. 系统工程理论与实践, 2022, 42(12):3279-3293.

[171] AHMADI-JAVID A, JALALI Z, KLASSEN K J. Outpatient appointment systems in healthcare:a review of optimization studies[J]. European Journal of Operational Research, 2017, 258(1):3-34.

[172] MARYNISSEN J, DEMEULEMEESTER E. Literature review on multi-appointment scheduling problems in hospitals[J]. European Journal of Operational Research, 2019, 272(2):407-419.

[173] CHEN W, LI J. Teleconsultation demand classification and service analysis[J]. BMC Medical Informatics and Decision Making, 2021, 21(1): 1-9.

[174] CHOI T, WALLACE S W, WANG Y. Big data analytics in operations management[J]. Production and Operations Management, 2018, 27(10): 1868-1883.

[175] ZHANG J, MENG M, WONG Y D, et al. A data-driven dynamic repositioning model in bicycle-sharing systems[J]. International Journal of Production Economics, 2021, 231: 107909.

[176] LEVI R, PERAKIS G, UICHANCO J. The data-driven newsvendor problem: new bounds and insights[J]. Operations Research, 2015, 63(6): 1294-1306.

[177] ALMOHRI H, CHINNAM R B, COLOSIMO M. Data-driven analytics for benchmarking and optimizing the performance of automotive dealerships[J]. International Journal of Production Economics, 2019, 213: 69-80.

[178] QI M, MAK H-Y, SHEN Z-J M. Data-driven research in retail operations-a review[J]. Naval Research Logistics, 2020, 67(8): 595-616.

[179] ZENTENO A C, CARNES T, LEVI R, et al. Systematic or block allocation at a large academic medical center comprehensive review on a data-driven surgical scheduling strategy[J]. Annals of Surgery, 2016, 264(6): 973-981.

[180] KIM S H, WHITT W, CHA W C. A data-driven model of an appointment-generated arrival process at an outpatient clinic[J]. Informs Journal on Computing, 2018, 30(1): 181-199.

[181] MANDELBAUM A, MOMCILOVIC P, TRICHAKIS N, et al. Data-driven appointment-scheduling under uncertainty: the case of an infusion unit in a cancer center[J]. Management Science, 2020, 66(1): 243-270.

[182] FERREIRA K, LEE B, SIMCHI-LEVI D. Analytics for an online retailer: demand forecasting and price optimization[J]. Manufacturing & Service Operations Management, 2015, 18: 69-88.

[183] BAN G-Y, RUDIN C. The big data newsvendor: practical insights from machine Learning[J]. Operations Research, 2019, 67(1): 90-108.

[184] ELMACHTOUB A N, GRIGAS P. Smart "predict, then optimize"[J]. Management Science, 2021, 68(01): 9-26.

[185] RICHARD S S, BARTO A G. Reinforcement learning: an introduction (second edition)[M]. cambridge: MIT Press, 2018.

[186] PARK I-B, HUH J, KIM J, et al. A reinforcement learning approach to robust scheduling of semiconductor manufacturing facilities[J]. IEEE Transactions on Automation Science and Engineering, 2020, 17(3): 1420-1431.

[187] HUBBS C D, LI C, SAHINIDIS N V, et al. A deep reinforcement learning approach for chemical production scheduling[J]. Computers & Chemical Engineering, 2020, 141(4): 1-22.

[188] WANG S, BI S, ZHANG Y A. Reinforcement learning for real-time pricing and scheduling control in EV charging stations[J]. IEEE Transactions on Industrial Informatics, 2021, 17(2): 849-859.

[189] LEE S, LEE Y H. Improving emergency department efficiency by patient scheduling using deep reinforcement learning[J]. Healthcare, 2020, 8(2): 1-17.

[190] VOLODYMYR M, KORAY K, DAVID S, et al. Human-level control through deep reinforcement learning[J]. Nature, 2015, 518(7540): 529-533.

[191] DANTAS L F, FLECK J L, CYRINO OLIVEIRA F L, et al. No-shows in appointment scheduling - a systematic literature review[J]. Health Policy, 2018, 122(4): 412-421.

[192] ZHAO J, PARK J H, XU S. Quasi-time-dependent asynchronous filtering for discrete time switched systems via the event triggering mechanism[J]. International Journal of Robust and Nonlinear Control, 2020, 30(12): 4633-4651.

[193] HE Y, LIANG C, YU R, et al. Trust-based social networks with computing, caching and communications: a deep reinforcement learning

approach[J]. IEEE Transactions on Network Science and Engineering, 2018, 7(1):66-79.

[194] SUN Y C, WU S C. The effect of emotional state on waiting in decision making[J]. Social Behavior and Personality, 2008, 36(5): 591-601.

[195] SWEENY K, CAVANAUGH A G. Waiting is the hardest part: a model of uncertainty navigation in the context of health news[J]. Health Psychology Review, 2012, 6(2):147-164.

[196] ZHANG Y, WANG Y, TANG J, et al. Mitigating overtime risk in tactical surgical scheduling[J]. Omega, 2020, 93: 102024.

[197] ZHU S, FAN W, LIU T, et al. Dynamic three-stage operating room scheduling considering patient waiting time and surgical overtime costs [J]. Journal of Combinatorial Optimization, 2020, 39(1): 185-215.

[198] SCHNEIDER A J T, VAN ESSEN J T, CARLIER M, et al. Scheduling surgery groups considering multiple downstream resources[J]. European Journal of Operational Research, 2020, 282(2): 741-752.

[199] SHEHADEH K S, PADMAN R. Stochastic optimization approaches for elective surgery scheduling with downstream capacity constraints: models, challenges, and opportunities [J]. Computers & Operations Research, 2022, 137:105523.

[200] ZHONG Y-G, ZHOU Y-W. Improving the supply chain's performance through trade credit under inventory-dependent demand and limited storage capacity [J]. International Journal of Production Economics, 2013, 143(2): 364-370.

[201] LIU X, DOU W, WANG X. User Grouping for Sharing Services with Capacity Limit[J]. IEEE Transactions on Services Computing, 2021, 14(2): 614-627.

[202] ZHU Y, XIA T, CHEN Z, et al. Joint optimization of price, warranty and service investment for capital-intensive equipment considering maintenance capacity limits[J]. Computers & Industrial Engineering, 2022, 169: 108152.

[203] ZHUANG Z, ZHANG Z, TENG H, et al. Optimization for integrated scheduling of intelligent handling equipment with bidirectional flows and

limited buffers at automated container terminals[J]. Computers & Operations Research, 2022, 145: 105863.

[204] OTTEN M, DIJKSTRA S, LEEFTINK G, et al. Outpatient clinic scheduling with limited waiting area capacity[J]. Journal of the Operational Research Society, 2023, 74(2): 540-561.

[205] SHEHADEH K S, PADMAN R. A distributionally robust optimization approach for stochastic elective surgery scheduling with limited intensive care unit capacity[J]. European Journal of Operational Research, 2021, 290(3): 901-913.

[206] XU H, DUAN F, PU P. Dynamic bicycle scheduling problem based on short-term demand prediction[J]. Applied Intelligence, 2019, 49(5): 1968-1981.

[207] BRUNNER J O, BARD J F, KOLISCH R. Flexible shift scheduling of physicians[J]. Health Care Management Science, 2009, 12(3): 285-305.

[208] DRUCKER H, BURGES C J C, KAUFMAN L, et al. Support vector regression machines[Z]. Proceedings of the 9th International Conference on Neural Information Processing Systems. Denver, Colorado: MIT Press. 1996: 15561.

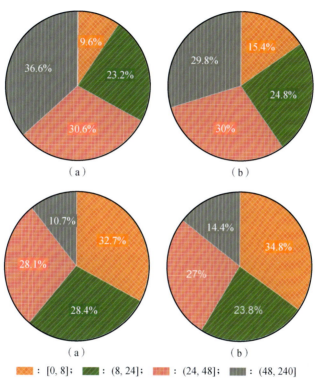

图 4.11 四个样本科室实际的远程会诊需求等待时间
(a) 科室 a；(b) 科室 b；(c) 科室 c；(d) 科室 d